Reinhard Brunkhorst

Überleben ist nicht genug

Reinhard Brunkhorst

Überleben ist nicht genug

atp Verlag
Gesundheit. Gesellschaft. Leben.

Inhalt

Vorwort

Kritische Momente

Der blasse Herr mittleren Alters sitzt dicht neben seiner Ehefrau auf dem breiten Kunstledersofa; er hat den Platz genau mir gegenüber gewählt. Leicht vorgebeugt wirkt er angespannt, doch während des Gespräches gibt er sich stoisch und wortkarg. Ich mustere seine eingefallenen Wangen, meine Augen gleiten über den tadellosen, jetzt aber an seinen mageren Schultern deutlich zu weit geschnittenen Anzug und ich registriere, dass seine schwarzen Socken die geschwollenen Knöchel tief einschnüren. Die Haut ist blass und gelbgrau verfärbt, ein unangenehmer Geruch aus seinem Mund, der an Urin erinnert, kann auch durch ein starkes Eau de Toilette nicht überdeckt werden. Seine besorgte Frau berichtet, dass er seit Monaten keinen Appetit mehr habe, unter Juckreiz leide und dass er in den letzten Tagen vor Schwäche kaum aus dem Bett aufstehen konnte. Der Patient ist das erste Mal in meiner Sprechstunde und scheint froh zu sein, dass seine Frau das Reden übernimmt. Seine Ruhe wirkt bei genauer Betrachtung eher wie Apathie, sein heftiges Kratzen an den Unterarmen geschieht wie in Trance.

Behutsam versuche ich mehr Informationen zu erhalten: »Wird Ihnen morgens beim Zähneputzen übel?« – »Ja, in den letzten Tagen manchmal!«, er nickt, schaut mich dabei aber nur flüchtig an. Da seine Stimme nasal klingt, frage ich weiter: »Haben Sie Blut im Taschentuch, wenn Sie sich die Nase putzen?« Er nickt wieder, seine Frau blickt ihn überrascht an, er hat es ihr offenbar bislang verschwiegen. Panik steht jetzt beiden in den Augen, sie spüren eine Gefahr, die ihre Existenz bedrohen könnte.

Es ist einer dieser besonderen, kritischen Momente, der meine volle Konzentration erfordert; die meiste Zeit während des Arbeitstages bin ich keineswegs der weise Arzt mit einem endlosen Schatz an Wissen und Erfahrungen, den die Patienten erwarten und der ich immer sein wollte. Die Routineaufgaben im Krankenhaus und lästige organisatorische Angelegenheiten beanspruchen viel Zeit; nicht selten beherrschen Ärger und Frustration über das Unverständnis und die medizinische Ignoranz von Verwaltung und Krankenkassen meine Gedanken.

In diesen besonderen Momenten fällt das alles von mir ab, ich bin fokussiert auf meinen Patienten und seine Krankheit. Es ist, als ob alles um uns herum in den Schatten tritt. Im Idealfall entsteht eine solche intensive Beziehung zwischen Arzt und Patient schon am Anfang des gemeinsamen Weges. Häufig ist es ein enger Pfad, der bei ernsten Krankheiten durch Höhen und Tiefen gemeinsam beschritten werden muss, und der am Ende auch eine Begleitung und Führung durch den Arzt bis zum Tod seines Patienten erfordert.

Solche Momente sind mit der Zahl der scheinbar unvermeidbaren Aufgaben und Ämter, die ich im Lauf der Zeit übernommen habe, seltener geworden, und sie treten immer dann ein, wenn ich sie am wenigsten erwarte: Ich betrete ein Patientenzimmer nach dem ersten Bericht des Assistenzarztes zunächst selbstsicher in der Annahme, dass nur eine Routineaufgabe vor mir liegt, ein Patient durch ein paar freundliche, einfache Worte zufrieden gestellt werden soll. Doch plötzlich bin ich hellwach, die Beobachtung des Patienten oder seine Antwort auf eine meiner Fragen macht mir klar, dass ein verstecktes Symptom oder ein nebenbei geäußerter Hinweis übersehen wurde, dass es sich um eine kritische Situation handelt. Ich sehe dem Patienten in die Augen, versuche, die richtigen Fragen zu stellen und mit verständlichen Worten korrekte Auskünfte zu geben. Welche weiteren diagnostischen Schritte stehen an? Bin ich meiner Sache sicher? Und, was den Patienten und seine Angehörigen am dringendsten interessiert: Wie verändert die Erkrankung seine Zukunft, seine privaten und beruflichen Pläne, muss er an der Erkrankung sterben, wann muss er sterben? Gibt es eine Therapie, eine Heilungschance, einen Ausweg?

Jeder Patient will verstehen lernen, was mit ihm geschieht, was in seinem Körper vor sich geht. Schon in diesen ersten Gesprächen muss es mir gelingen, mit dem Patienten und seinen Angehörigen das Fundament für einen Verteidigungswall zu legen.

Patient und Arzt sind nun ein Team, das nur ein Ziel hat: Die Krankheit zu besiegen. Dieser kritische Moment am Anfang kann darüber entscheiden, wie gut wir die nächste Zeit, vielleicht die nächsten Jahre diese Aufgabe gemeinsam bewältigen.

Der anfangs erwähnte blasse Herr ist an einer Gefäßentzündung erkrankt, die lebensbedrohlich ist, weil sie die Durchblutung aller Organe des Körpers gefährden kann. Diese sogenannte Vaskulitis muss, um sein Leben zu retten, mit Medikamenten behandelt werden, die wiederum die Körperabwehr gegen Infektionen schwächen. Wichtig ist, ihm die segensreichen Wirkungen der Medikamente ebenso zu vermitteln wie deren gefährliche Nebenwirkungen; ich muss ihm klar machen, dass zumindest vorübergehend eine Nierenersatztherapie – Dialyse – erforderlich sein wird, weil die Erkrankung die Funktion der Nieren bereits so gestört hat, dass die Stoffe, die sonst zuverlässig und unbemerkt von den Nieren ausgeschieden werden, seinen Körper bereits vergiften. Darum riecht er aus dem Mund, darum ist ihm übel und daher rührt sein Juckreiz. Um ihm bei der Wahl der passenden, am besten zu tolerierenden Therapie helfen zu können, muss ich ihn und sein Umfeld sehr schnell und gut kennen lernen. Dazu ist es sogar erforderlich, seine soziale Situation und die Stabilität der Ehe einzuschätzen: Er wird die Unterstützung seiner Frau oft benötigen, ob er darauf hoffen kann, ist eine wichtige Information für »seinen« Arzt.

Das Vertrauen, das zwischen Arzt und Patient entstehen sollte, um erfolgreich »zusammenzuarbeiten«, stellt sich nicht immer beim ersten Zusammentreffen ein. Oft benötigt der Arzt das Ergebnis weiterer Untersuchungen, um dem Patienten Sicherheit zu geben. Immer häufiger hinterfragt der Patient auch die Aussagen durch das Einholen einer zweiten Meinung oder durch eine Suche im Internet. Die Grundlage des Vertrauens wird jedoch meist während der ersten Konsultation gelegt – daher ist diese erste Begegnung so entscheidend. Liegt ein chronisches Leiden vor, trennen sich die Wege von Arzt und Patient oftmals über einen längeren Zeitraum, bevor eine besonders komplizierte Strecke das Team wieder zusammenführen kann, sofern sich die Bindung des Patienten an seinen Arzt bewährt hat.

Als der blasse Mann, der nun mein Patient ist, das Zimmer verlassen hat, flutet langsam wieder die Routine des Krankenhausalltags auf mich ein. Aber die Aufgaben sind für mich eine ganze Zeit lang einfacher zu bewältigen, ich weiß wieder, dass ich am richtigen Platz bin, dass ich dankbar dafür sein kann, das tun zu dürfen, was ich tue, und dass ich es nach dreißig Jahren als Arzt meist auch gut tue.

Zirrhose

Schieffer ließ seinen Blick durch den Raum schweifen, in dem er den größten Teil der letzten dreißig Jahre zugebracht hatte; die abgewetzte schwarze Ledergarnitur würde seinen Ruhestand sicher nicht überleben. Der große Schreibtisch, das Standardmodell für einen Abteilungsleiter in der Hochschule für Bildende Kunst, würde wahrscheinlich an seinen Nachfolger übergehen, ebenso der einmal elegante Schreibtischstuhl, den ihm seine erste Frau geschenkt hatte, als er berufen worden war und den er zurücklassen würde. Seine Augen wanderten nun zu dem großen Sprossenfenster an der Stirnseite; die Sicht auf den gegenüberliegenden Stadtpark, den er selten genug in einer Pause seiner scheinbar unendlichen Schreibtischtätigkeiten aufgesucht hatte, wurde durch einen riesigen Laubbaum verstellt. Selbst wenn der Baum im Herbst seine Blätter verlor, hatte sich sein Blick nie auf den fein ziselierten Rabatten der Stadtgärtnerei erholen können, sondern war stets in den schwarzen Ästen und im Gestrüpp eines alten Taubennestes hängengeblieben. So auch heute, als er zum letzten Mal an diesem Fenster stand.

Schieffer wollte keine Abschiedsfeier, er hätte es nicht ertragen, die mehr oder weniger ehrlich gemeinten Phrasen der Kollegen und Sekretärinnen über sich ergehen zu lassen. Interessiert hätte ihn ein Abschied mit all seinen ehemaligen Studenten und Assistenten. Hunderte müssen es gewesen sein – ein paar von ihnen wären sicher gekommen.

In den frühen Abendstunden war er noch einmal ins Institut gefahren und am Pförtner vorbei in sein Büro geschlichen, um die Sachen zu holen, die er nicht den neugierigen Blicken der Möbelpacker und seiner Sekretärin aussetzen wollte. Diese Dinge lagen nun vor ihm auf dem Schreibtisch und er betrachtete sie nachdenklich; viel war es nicht: ein paar mehr oder weniger deutliche Liebesbriefe von Studentinnen, das Bild seiner ersten Frau, das in den letzten neun Jahren in der untersten Schublade des Schreibtisches gelegen hatte. Kleine Erinnerungsstücke wie das hölzerne Nashorn aus Südafrika, das er als zu billig für die schicke Inneneinrichtung seiner zweiten Frau erachtet hatte. Ja, und dann die beiden Flaschen eines mittelteuren Cognacs, die eine halbvoll, die andere noch unberührt. Schieffer hatte sich in den letzten Jahren angewöhnt, immer schon eine neue Flasche zu kaufen, bevor er die letzte vollständig geleert hatte. Nach einem kräftigen Schluck verstaute er alles in seiner Lederaktentasche, die wegen der dickbauchigen Flaschen offen bleiben musste. Noch einen Schluck – Schieffer wischte sich die Tränen aus dem linken Auge, dessen Unterlid seit einigen Jahren etwas nach unten hängt, klemmte die Tasche mit einer ärgerlichen Bewegung unter seinen Arm und verließ fluchtartig den Raum. In seinem VW Passat angekommen, sah er sich unsicher um, bevor er die Flasche ganz leerte und durch das Autofenster ins Gebüsch warf.

Im Verlauf der Nacht

Mein erster Gang führt mich jeden Tag bei Dienstbeginn in die Notaufnahme, um zu erfahren, welche Menschen in der Nacht aufgenommen werden mussten. An diesem Morgen waren alle Betten in den Aufnahmezimmern belegt, die Atmosphäre in den engen Räumen wirkte angespannt und etwas chaotisch. Einer der neu aufgenommenen Patienten musste ein Alkoholiker sein, der Geruch nach Urin und Erbrochenem war unverkennbar. Tatsächlich lag im Gang der Notaufnahme eine zusammengekrümmte Gestalt auf einer Matratze am Boden; das völlig um sie verwickelte Betttuch hinderte die Person nicht daran, aufstehen zu wollen. »Bleibst Du jetzt wohl liegen!«, herrschte ein kräftiger Pfleger den völlig verwahrlost wirkenden Mann unbestimmbaren Alters an. »Ich hab keine Lust, Dich wieder von der Straße zu holen!« Der Pfleger blickte unsicher auf, als er mich erkannte; ich hatte schon mehrfach versucht, ihn wegen seines unfreundlichen Tons gegenüber den Patienten in einen anderen Bereich versetzen zu lassen, und das wusste er. Bislang war ich aber immer daran gescheitert, dass Ärzte den Pflegekräften in unserem Klinikum lediglich medizinische Weisungen erteilen dürfen, disziplinarische Angelegenheiten jedoch in den Aufgabenbereich der Pflegedirektion fallen. An jenem Morgen hatte ich leider nicht ausreichend Zeit für eine angemessene Zurechtweisung.

Eine Stunde später stellte mir der Assistenzarzt auf der Privatstation routiniert einen neuen Patienten vor: »Prof. Schieffer, 68 Jahre, wurde heute Nacht mit Bewusstlosigkeit, massivem Aszites und Bluterbrechen eingeliefert. Dekompensierte Leberzirrhose bei C2-Abusus.« Erstaunt war ich, in dem Patienten den ungepflegten Alkoholiker aus der Notaufnahme wiederzuerkennen und zu erfahren, dass es sich um einen ehemaligen Hochschullehrer handelte. Alkoholismus kennt keine gesellschaftlichen Grenzen, diese Krankheit kommt in allen sozialen Schichten vor; selten aber wird ein Privatpatient in einem so fortgeschrittenen Stadium der Erkrankung eingeliefert, meist führen bereits geringere Symptome zur Aufnahme ins Krankenhaus.

Schieffer stierte an die Zimmerdecke und brummte etwas von wilden schwarzen Schatten, die ihn verfolgen würden. Er konnte keinerlei Auskunft zu seiner Person geben oder Angaben zu Ort und Zeit machen. Seine Haut wie das Weiße der Augen war gelb verfärbt, im Gesicht, auf Schultern und Brust fanden sich rötliche Flecken, die bei näherem Hinsehen aus einem roten Punkt mit feinen Ausläufern (»Lebersternchen« oder fachmännisch »spider naevi«) bestanden. Der Bauch war geschwollen und prall wie ein Medizinball, auch in der Haut unterhalb des Nabels konnte man dick gefüllte Blutgefäße erkennen.

Wenige Krankheitsbilder lassen sich durch die vielen, schon äußerlich sichtbaren Befunde so einfach erkennen wie ein fortgeschrittenes Stadium der Leberzirrhose. Die Gelbfärbung zeigt den mangelnden Abbau des Blutfarbstoffes in der Leber an, die Schwellung des Bauches ist durch den Übertritt von Flüssigkeit – Aszites – aus den Blutgefäßen des Darms in den Raum zwischen den Darmschlingen verursacht. Dieser Übertritt von Flüssigkeit – Wasser mit geringen Mengen Eiweiß – wird genau wie die Gefäßzeichnungen der Haut durch einen Druckanstieg im venösen Blutsystem des Bauches verursacht. Der Druck, der in diesen Gefäßen sonst eher niedrig ist, steigt stark an, weil durch die narbige – zirrhotische – Leber das Blut, das sonst die Nährstoffe zur »Weiterverarbeitung« aus dem Darm in die Leber transportiert, aufgestaut wird. Meist wird die Lebererkrankung auch noch durch eine verringerte Urinausscheidung kompliziert. Toxine oder Virusinfektionen haben die Leberzellen geschädigt, die schließlich absterben und Narbengewebe zurücklassen – Zirrhose. Die häufigste Ursache für eine Leberzirrhose in der sogenannten zivilisierten Welt ist der Alkoholismus.

Schieffer schied nur noch wenig Urin aus, seine Verwirrtheit deutete auf eine Hirnschädigung durch Substanzen wie Ammoniak hin, die nicht mehr von der Leber abgebaut wurden. Ich ließ den Patienten auf die Intensivstation legen, veranlasste, dass durch eine Punktion des Bauchraumes gut zwei Liter der Flüssigkeit abgelassen wurden und verordnete Antibiotika sowie abführende Maßnahmen. Dies sind seit langem geläufige Behandlungsstrategien, die die Symptome lindern, die Leberfunktion selbst jedoch nicht bessern können.

Schon in den Nachmittagsstunden des ersten Tages wartete Frau Schieffer, eine höchstens 50-Jährige, zweifellos noch immer attraktive Blondine, vor meinem Büro; sie wirkte hilflos und verzweifelt. Kaum hatte ich sie begrüßt und in mein Zimmer gebeten, brach sie in Tränen aus und klagte unzusammenhängend ihr Leid: »Er hat überhaupt nicht getrunken, als wir uns kennenlernten! In seinem Schlafzimmer habe ich gestern vier leere Wodkaflaschen gefunden. Seine Kinder geben mir die Schuld, wir wollten morgen nach Travemünde fahren, wann kann Werner denn wieder nach Hause?« Plötzlich hatte sie alle Attraktivität verloren, zu stark betonte sie ihre eigenen Sorgen, zu wenig fragte sie nach ihrem Mann. Ich erklärte ihr, wie krank ihr Mann sei, dass wir keineswegs vorhersagen könnten, ob er überleben würde, und dass es zu einer Blutung aus den gestauten Venen der Speiseröhre kommen könne, aber sie schien nicht wirklich zuzuhören. Es blieb mir nur, ihr einige beruhigende Allgemeinplätze mit auf den Weg zu geben und mich für den nächsten Tag wieder mit ihr zu verabreden.

Prof. Schieffer erwies sich als Kämpfernatur, er überstand eine starke Blutung aus den Speiseröhrenvenen – »Oesophagusvarizen« –, wie sie bei Zirrhose häufig auftreten, er überlebte eine schwere Lungenentzündung mit Beatmung und auch das kleine Loch, das nach der ersten Aszites-Punktion entstanden war und aus dem zunächst bis zu drei Liter Flüssigkeit pro Tag in Plastikbeutel abliefen, verheilte schließlich.

Vierzehn Tage nach seiner Einlieferung brachte Schieffer schließlich kurze Sätze heraus und konnte die Intensivstation verlassen, aber er war nach wie vor gezeichnet von seiner Zirrhose. Erst jetzt fiel die Magerkeit auf, seine Muskeln hatten sich zu schmächtigen, unter der trockenen Haut gut sichtbaren Strängen zurückgebildet. Schon vor der Aufnahme ins Krankenhaus hatte er offenbar zu wenig gegessen, seine Kalorienzufuhr bestand fast nur aus den Zuckern des Alkohols; nachdem das Wasser aus dem Gewebe und dem Bauchraum durch Medikamente entfernt worden war, sah man, dass er nur noch aus Haut und Knochen bestand. Aber aus seinem abgezehrten, unrasierten Gesicht begannen intelligente, wache Augen die Umwelt genau wahrzunehmen. Seine Frau hatte mir inzwischen ihre Lebensgeschichte erzählt, vor allem wieder und wieder betont, wie er ihr ganzes Leben verändert habe und sie eigentlich ohne ihn nicht leben könne.

Schieffer erholte sich zusehends, sein Kreislauf blieb stabil und die Nieren funktionierten ohne Unterstützung der Medikamente. Die Blutwerte, die den Zerfall von Leberzellen, aber auch die unzureichende Stoffwechselarbeit der Leber anzeigen, begannen sich schon zu bessern. Noch war er äußerlich kaum von einem Stadtstreicher zu unterscheiden: Die Haare lang und fettig, seine Wangen waren auf der Intensivstation nur oberflächlich mit billigen Einmalrasierern rasiert worden, die gerötete Nase und Gesichtshaut verliehen ihm das typische Aussehen des Trinkers. Der Bauch war zwar immer noch voller Wasser, aber der Umfang erinnerte nicht mehr an einen Medizinball, eher hatte er die Größe eines Basketballs angenommen und war nicht mehr so prall gespannt.

Einige Pflegekräfte behandelten Schieffer immer noch wie einen unverbesserlichen Alkoholkranken. Suchtkranken wird oft Charakterschwäche unterstellt, sie gehören zu den Patienten, die neben den Auswirkungen ihrer Krankheit auch noch mit der Ächtung durch die Gesellschaft zu kämpfen haben. Die Sucht hatte Schieffer so verändert, dass ihn weder seine Bildung, noch die Anerkennung in seiner langen Universitäts-Karriere vor der Verachtung des Pflegepersonals schützte.

Im Laufe meiner langen Berufsjahre hatte ich eine tiefgreifende Wandlung in meinem Verhalten gegenüber Suchtkranken durchgemacht. Die vielen Nachtdienste als studentische Hilfskraft am Wochenende während des Studiums hatten mir das nötige Geld und die besonders nötige Selbstbestätigung gebracht, sie hatten mich aber auch stumpf gemacht gegenüber den Menschen, die sich hinter einer Alkoholsucht verbergen. So nahm ich Alkoholiker in dieser Zeit selten als hilfsbedürftige Kranke, sondern meist als vergiftete, überriechende Objekte wahr. Ich musste ihnen das Erbrochene aus den Haaren und den Kot von den Schenkeln waschen, fesselte sie ans Bett, weil sie nach den Schwestern grapschten und schlugen, und ich schob ihnen gekonnt, aber rücksichtslos dicke rote Gummisonden in den Schlund, um ihnen den Magen zu spülen. Soziale Bindungen schienen diese Menschen kaum zu haben, wenn überhaupt Angehörige zu Besuch kamen, meinte ich, an ihnen die seelischen Verletzungen, die der Vater oder Ehemann angerichtet hatten, zu erkennen. Als junger Assistenzarzt, der nicht mehr die schmutzige und anstrengende Arbeit der Pfleger und Schwestern leisten musste, konnte ich immer häufiger die Persönlichkeiten hinter der zerstörten Fassade dieser Menschen erkennen. Allerdings schienen ihre Persönlichkeiten durch den Alkohol wie »ausgewaschen« worden zu sein. Die Weichheit und Kantenlosigkeit des Charakters, die übertrieben devote Haltung und die Bereitschaft, alles hinzunehmen, war vor dem Alkoholmissbrauch sicher so nicht vorhanden gewesen. Wenn nicht gerade die Besinnungslosigkeit eines Deliriums vorherrscht, sind viele Alkoholiker sanftmütig, nur wenige begegnen ihrer Umwelt aggressiv. Allmählich lernte ich besser einzuschätzen, ob vielleicht doch Hoffnung auf Heilung bestand; vor allem bemühte ich mich, den Alkoholkranken bewusst mit Respekt zu begegnen, und versuchte, diese Haltung auch den jüngeren Kollegen und den Pflegekräften zu vermitteln.

Schieffer schien mir ein besonderer »Fall« zu sein, ich lernte ihn ganz am Anfang seiner Krankenhaus-»Laufbahn« kennen, obwohl seine Krankheit schon weit fortgeschritten und deren Komplikationen bereits lebensbedrohlich waren. Erst wenige Wochen vor der Aufnahme war ihm klar geworden, was der Alkohol aus ihm gemacht hatte, war aber bereits körperlich schon zu schwach gewesen, um Hilfe suchen zu können.

Als Schieffer nach seiner Zeit auf der Intensivstation wieder auf meiner Abteilung lag, wurden seine Haare und Fingernägel geschnitten und seine Frau brachte Rasierzeug von zu Hause mit, und nachdem sie ihn rasiert hatte, sah er völlig verändert aus. In den kurzen Gesprächen während der Visiten machte ich mir ein Bild von der Beziehung zwischen den Eheleuten Schieffer. Nicht aus Neugierde, sondern um den Patienten helfen zu können, sollte ein guter Arzt versuchen, sich eine Vorstellung von dessen Leben außerhalb der Klinik zu verschaffen. Wie bei einem unvollständigen Puzzle bleibt es allerdings ein Bild voller Lücken, das ich aus wenigen beiläufigen Bemerkungen der Patienten und ihrer Angehörigen, Beobachtungen und den Antworten auf einige gezielte Fragen zusammensetzte.

Die Ehefrau hatte schon lange versucht, Schieffer zur Aufgabe des Trinkens zu bewegen, aber die Rollenverteilung in dieser Ehe hatte echte Kritik am Patriarchen und Geldgeber nicht zugelassen. Nachdem er zunehmend abweisend, aber auch offensichtlich verzweifelt reagierte, hatte sie ihn mehr oder weniger sich selbst überlassen. Verzweiflung, Unsicherheit, Stimmungsschwankungen? Das hatte sie zuvor an ihrem sonst so souveränen Mann nicht erlebt und es verstörte sie, weil es ihn ihr so entfremdete.

Schieffer fasste schnell Vertrauen zu mir. Er hatte lange weder Autorität akzeptiert, noch Hilfe nötig gehabt. Von einem Arzt konnte er beides annehmen. Wie er mir später erzählte, war eine Äußerung, die ich gegenüber seiner Frau mit Nachdruck fallen ließ, als sie in Gegenwart ihres Mannes über ihre eigenen Befindlichkeiten zu klagen begann, für ihn wichtig: »Frau Schieffer, bitte akzeptieren Sie, dass ihr Mann mein Patient ist und nicht Sie. Ich werde sein Wohlbefinden stets in den Vordergrund stellen!«

Nach etwa vier Wochen war Schieffer nicht nur äußerlich ein Anderer: Er zeigte wieder Interesse am Leben, der Stapel der Bücher auf seinem Nachtschrank nahm im gleichen Maße zu, wie sein Bauchumfang abnahm. Wir diskutierten über die Schwächen der modernen Universitäten, die Kompetition in der Wissenschaft, den Neid unter Kollegen. Sicher war er seinen eigenen Ansprüchen in den letzten Jahren an der Uni nicht mehr gewachsen gewesen und hatte deshalb zu trinken begonnen, die Kontrolle hatte er aber erst verloren, nachdem die Position und Autorität, die er im Lauf seines Berufslebens erobert hatte, allmählich abnahm und schließlich verloren gegangen war. Schieffers Schicksal führte mir drastisch vor Augen, dass nach Wegfall der äußerlichen Karriere-Insignien, der Lebensinhalt nach Ende des Berufslebens geplant und vorbereitet werden will. Zweifellos ließ sich diese Beobachtung auch auf Chefärzte wie mich übertragen.

Wichtig und auch für mich überraschend war, wie gut sich seine Leberleistung wieder erholte. Offensichtlich war ein beachtlicher Teil des Schadens an den Leberzellen erst relativ frisch durch die besonders großen Mengen an Alkohol entstanden, die er erst in den letzten Wochen vor der Aufnahme getrunken hatte. Viele dieser Leberzellen waren nur verfettet und nicht schon narbig umgebaut.

Schieffer verstand, dass er eine Sucht-Therapie benötigte, und ich empfahl ihm einen Kollegen in der Psychiatrischen Klinik unseres Klinikums. Dieser Kollege genoss meinen Respekt, weil er in Chefarztrunden, in denen die meisten anderen Kollegen kritiklos den Worten des Geschäftsführers lauschten, immer wieder seine Meinung äußerte. Der Geschäftsführer verstand die subtilen Bemerkungen des Psychiaters oft gar nicht, immerhin nahm er aber den kritischen Unterton wahr. Mein psychiatrischer Kollege musste dann auch bald darauf das Klinikum verlassen, allerdings nicht ohne eine pointierte, bitterböse Abschiedsrede zu halten. Ich bat ihn, Schieffer zu therapieren, weil sein Vorgehen nicht dem alten Dogma der Suchttherapie, die vielerorts noch immer den absoluten, sofortigen Verzicht fordert, entsprach. Häufig riet er Patienten, die mit einem Alkoholproblem ambulant zu ihm kamen, den Alkoholkonsum zunächst nur zu halbieren und dann immer weiter zu reduzieren. Gerade Alkoholiker, die noch einen Rest Eigenverantwortlichkeit erkennen lassen, schienen mir für diesen Ansatz geeignet, auch weil man ihnen auf diese Weise Vertrauen entgegenbringt und sie nicht wie Entmündigte behandelt. Professor Schieffer war durch den langen Krankenhausaufenthalt radikal »trockengelegt« worden und musste keinen »akuten« Alkoholverzicht durchkämpfen. Er stellte sich noch während des stationären Aufenthalts bei dem Psychiater vor und die Therapie wurde eingeleitet. Nach etwa fünf Wochen konnte Schieffer in eine ambulante Kur entlassen werden.

Mindestens ebenso dramatisch, wie sich sein Gesundheitszustand gebessert hatte, hatte sich das Verhalten des Krankenhauspersonals verändert: Er verließ das Krankenhaus als respektierte Persönlichkeit. Nach diesen für Schieffer dramatischen Wochen hat er nie wieder Alkohol getrunken und wir diskutierten bei seinen immer seltener werdenden ambulanten Vorstellungen mehr über Buchprojekte, als über seine Leberwerte. Seine Frau begleitete ihn stets, jetzt wieder in ihrer Rolle zufrieden und durchaus dekorativ. Schieffer war immer noch in ambulanter Suchttherapie, sein Psychotherapeut berichtete mir, wie wertvoll er für die Gruppenarbeit geworden sei. Der Kunsthistoriker fühlte eine hohe Verantwortung, anderen Alkoholkranken zu helfen, und nahm diese Aufgabe aktiv wahr.

Zwei Jahre nach Schieffers Krankenhausbehandlung, gegen Ende einer ambulanten Vorstellung und eines Gesprächs über die Schwächen des Krankenhauswesens, schlug meine tüchtige Assistenzärztin noch eine Sonographie der Bauchorgane vor, um die Morphologie der Leber einzuschätzen; die letzte Ultraschalluntersuchung bei Schieffer lag sechs Monate zurück. Ich befand mich schon bei der Untersuchung des nächsten Patienten, als ich durch einen Anruf aus dem Ultraschallraum alarmiert wurde. In der Leber des Patienten ließe sich eine »unklare, echodichte, 5 mal 7 cm große Raumforderung« nachweisen. Im Grunde hoffte ich auf eine Verwechslung, fand aber tatsächlich Schieffer auf der Untersuchungspritsche vor. Er suchte sofort Augenkontakt, um meine Einschätzung zu ergründen.

Als ich den großen, auf dem Monitor grau schimmernden Tumor sah, musste ich mich beherrschen, um mein Erschrecken zu verbergen. Mit den üblichen umschreibenden Phrasen informierte ich Schieffer und seine schnell wieder die Fassung verlierende Ehefrau, dass ich keine Ahnung hatte, welcher Natur die »Raumforderung« war und drang auf eine sofortige Punktion, um durch eine feingewebliche Untersuchung Klärung zu bekommen. Ich meinte zu fühlen, wie

Schieffers Kraft noch nicht ausreichte, eine lange Phase der Ungewissheit über die Art des Tumors und damit sein weiteres Schicksal zu ertragen. Häufig entstehen gutartige Veränderungen in der Leber, die Ausdruck einer starken Regeneration des Lebergewebes gerade nach einer toxischen Schädigung sind. Ich musste aber auch offen zugeben, dass es in einer zirrhotischen Leber nicht selten zu Karzinomen kommt. Wir verabredeten, dass ich ihn anrufen würde, sobald der Befund eingetroffen war.

Tatsächlich bat ich drei Tage später meine Sekretärin, mit dem Ehepaar Schieffer einen Termin zu verabreden; ich befürchtete, die Frage nach dem Ergebnis des Befundes schon am Telefon beantworten zu müssen. Man braucht Zeit und muss dem Patienten in die Augen sehen können, wenn es darum geht, gravierende Befunde mitzuteilen. Es war ein Leberzellkarzinom diagnostiziert worden, ein oft erst spät entdeckter bösartiger Krebs, gegen den heute noch immer meist nur die »archaischen« Mittel der Chirurgie helfen können.

Schieffer kam ohne seine Frau; mit aufmerksamen Augen saß er mir gegenüber, und ich sagte ihm, ohne zu zögern, was die Untersuchungen ergeben hatten. Zwischen Schieffer und mir war in der Zeit seiner Alkoholkrankheit und in den Jahren danach ein vertrauensvolles Arzt-Patientenverhältnis entstanden. Für mein Empfinden war meine Sympathie für ihn sogar schon etwas zu stark, ich musste mich anstrengen, den professionellen Tonfall zu halten und die richtigen Worte zu finden, als ich ihm die Konsequenzen, die die Diagnose Leberkarzinom hat, auseinandersetzte. Schieffer und die meisten Patienten wünschen sich einen empathischen Arzt, aber sie wollen auch eine objektive, von Emotionen freie medizinische Beratung und Behandlung.

In den Zeiten des Internets hat sich der Informationsgehalt von Aufklärungsgesprächen zwangsläufig verändert. Der Arzt muss schon beim ersten Gespräch über eine schwere Erkrankung und ihre Folgen sehr sorgfältig und umfassend informieren. Nachdem sie das Sprechzimmer verlassen haben, führt der erste Gang der meisten Patienten direkt zum Computer, um das Gesagte und das, was sie glauben, gehört zu haben, zu überprüfen. Falls die Patienten selbst nicht zur »Internetgeneration« gehören, fragen sie ihre Kinder oder Angehörige, die das Gelesene dann oft nur fehler- oder bruchstückhaft wiedergeben können. Oft entdecken Patienten scheinbare Widersprüche zwischen den Aussagen der Ärzte und den ungefilterten Informationen, die das Internet ihnen bietet. Der Wikipediabeitrag kann nur mit lapidaren Bemerkungen wie: »… die mittlere Lebenserwartung eines hepatozellulären Karzinoms liegt ohne Therapie bei sechs Monaten, die Rezidivrate – das Wiederauftreten – nach einer Operation beträgt 60 % nach fünf Jahren …« aufwarten. Der Arzt muss versuchen, diese Widersprüche auszuräumen und den Schock zu mildern, den die oft brutale Botschaft der Patientenforen und Suchmaschinen auslöst. Oft genügt die Aussage eines Mediziners allein allerdings nicht, um Patienten zu überzeugen und ihnen die Zweifel zu nehmen. Deshalb empfehle ich Schwerkranken häufig, die Meinung eines weiteren ärztlichen Kollegen einzuholen. Schieffer besaß das nötige Vertrauen zu mir und noch wichtiger, er hatte inzwischen den unbedingten Willen, auch diese neue Herausforderung anzunehmen.

Inzwischen sind zwei weitere Jahre vergangen und ich treffe mich regelmäßig mit Schieffer, um ein gemeinsames Buchprojekt, einen Ratgeber für Patienten, zu planen und die ersten Kapitel zu diskutieren. Wir sitzen dann in einem kleinen italienischen Restaurant mit rot-weiß-karierten Decken auf den kleinen Tischen unweit des Krankenhauses. Schieffer flirtet lebhaft mit der Wirtin, er trinkt alkoholfreies Bier und ich sehr trockenen Weißwein.

Unheilbar

Die Zeit, die einem Menschen nach der Diagnose einer unheilbaren Krankheit bis zu seinem Tod bleibt, erscheint unendlich kostbar. Zu kostbar, als dass ein Arzt entscheiden dürfte, was in diesen letzten Tagen oder Monaten noch geschehen soll. Vielen Medizinern ist es jedoch schier unmöglich, dazu zu schweigen; nicht selten versuchen sie, die dem Tod nahen Patienten von ihren fachlichen, oft auch sehr persönlichen Einschätzungen zu überzeugen, wie diese verbleibende Zeit verbracht werden sollte. Und doch kommt es gerade in diesen Momenten darauf an, sich in die Patienten hineinzufühlen, ihre Wünsche ernst zu nehmen und ihnen gleichzeitig ein so weit wie möglich realistisches Bild der nahen Zukunft zu zeichnen. Eine besondere Herausforderung ist es, die Möglichkeiten und Chancen, aber auch die negativen Auswirkungen einer Therapie zu schildern, ohne dabei dem Schwerkranken die eigene Meinung aufzudrängen.

Die wenigsten Patienten wollen oder können in dieser letzten Lebensphase noch Träume verwirklichen oder sich zufrieden und ohne Angst an die schönsten Abschnitte ihres Lebens erinnern. Selten hilft heute noch ein starker Gottesglaube, diese Lebensspanne zu bewältigen. Fast alle Patienten wollen kämpfen, und die Art und Weise, wie sie ihrem Ende entgegengehen, ist so vielfältig, wie es ihr Leben gewesen ist.

I. Frau M.

Die gerade 40-jährige Frau M. hatte wegen starker Rückenschmerzen monatelang kaum noch arbeiten können. Ursprünglich war sie freie Hebamme gewesen, nachdem die Zahl der Geburten in der kleinen Stadt am Rande des Weserberglands aber immer stärker zurückgegangen war und kaum noch junge Frauen Hausgeburten nach streng naturheilkund-lichen Grundsätzen wünschten, hatte sie erfolgreich auf Os-teopathie umgeschult: Die Gruppe der Menschen, die an die speziellen Fähigkeiten der kleinen, untersetzten Frau mit den eng zusammenstehenden hellen Augen und der unbeirrbaren Überzeugung von ihrer Methode glaubten, wuchs stetig an. Mittlerweile machten die Schmerzen jedoch jede Bewegung unerträglich, sie konnte kaum mehr ihre Hände auf die Kör-per ihrer Patienten heben, um die Krankheitsherde zu lokali-sieren. Wochenlang bemühte sich ihr ehemaliger Osteopa-thie-Lehrer, die Rückenschmerzen zu heilen – vergeblich; schließlich vereinbarte sie widerwillig einen Termin bei ei-nem Allgemeinmediziner, der auch naturheilkundliche Ver-fahren anbot. Dieser entnahm nach einigem Hin und Her eine Blutprobe, deren Resultat einen schweren Nierenscha-den anzeigte, und wies Frau M. sofort ins Krankenhaus ein.

Trotz der furchtbaren Schmerzen hatte die zierliche Pati-entin keinerlei Schmerzmittel akzeptiert, jetzt war ihr Wille allerdings so geschwächt, dass sie nicht nur eine Schmerzthe-rapie, sondern auch eine Computertomographie der Wirbel-säule über sich ergehen ließ. Das Ergebnis war, zusammen mit den Befunden weiterer Blutuntersuchungen, eindeutig: Die im CT wie ausgestanzt wirkenden Aussparungen im Kno-chen des Schädels – die Mediziner nennen das »Schrotschuss-schädel« – sowie in den langen Röhrenknochen, im Becken sowie die zwei völlig zerstörten, weitgehend zusammenge-brochenen Wirbel der Brustwirbelsäule sprachen eine deutli-che Sprache: In Kombination mit der Vermehrung einer ganz speziellen Sorte von Eiweiß (Antikörper, IgG) im Blut sicher-ten die Bilder zweifelsfrei die Diagnose eines Plasmozytoms. Diese Erkrankung ist eine besondere Form des Blutkrebses, bei der sich eine Zellfamilie, die sogenannten Plasmazellen, im Knochenmark unkontrolliert, eben krebsartig, vermehrt. Diese Plasmazellen zerstören nicht nur den Knochen, son-dern produzieren auch ungehemmt die genannten Eiweiße, die sich wiederum in den Nieren ablagern und dort großen

Schaden anrichten. Zur endgültigen Sicherung der Diagnose stimmte Frau M. widerstrebend – die Schmerzen hatten durch die Medikamente sofort nachgelassen – einer Knochenmarkspunktion zu. Wie schon befürchtet, sah der Pathologe unter dem Mikroskop massenhaft Plasmazellen, die das gesamte Knochenmark überschwemmt und alle anderen Zellen verdrängt hatten.

Ohne Therapie kann ein Plasmozytom schnell tödlich enden. Bei Frau M. war nicht nur eine sofortige Chemotherapie zur Hemmung der ungezügelten Vermehrung der Plasmazellen nötig, auch eine Dialyse war wegen des Nierenversagens nach den Regeln der Schulmedizin dringend erforderlich. Der Rücken musste durch ein Korsett gestützt werden, um die Gefahr einer Quetschung des Rückenmarkes und einer Querschnittslähmung abzuwenden. Aus dem gleichen Grund rieten wir zu einer Bestrahlung der zusammengesackten Brustwirbel, die den Knochen stabilisiert hätte.

Frau M. war, wenn wir das Zimmer betraten, meist von einer Gruppe ihrer ehemaligen Patienten wie von einem Schutzwall umgeben. Diese »Jünger«, wie wir sie nannten, lauschten argwöhnisch jedem unserer Worte und den Antworten der Patientin. Es schien, als ob all unsere Argumente nicht bis zu ihr vordrangen. Ob durch die Anwesenheit ihrer Anhänger, auf die Frau M. bestand und vor denen sie Standhaftigkeit zeigen wollte, oder aufgrund ihrer eigenen dogmatischen Überzeugung – alle von uns vorgeschlagenen schulmedizinischen Therapieverfahren wurden von ihr konsequent abgelehnt. Weder die zu Hilfe gerufenen Psychologen, noch drastische Schilderungen der Folgen ihrer Weigerung, bewogen sie zu einer Änderung ihrer Haltung. Etwa zwei Wochen nach der Krankenhausaufnahme ließ sich Frau M. gegen unseren ausdrücklichen Rat entlassen. Ohne zu Zögern setzte sie, schon im Mantel, ihre zittrige Unterschrift unter ein Dokument, das bestätigte, dass sie über alle möglichen Konsequenzen ihres Handelns aufgeklärt worden war. Als sie kurz darauf mit den sie stützenden Freunden, die sie in ihre Mitte genommen hatten, die Station verließ, gelang es mir nicht, ein Gefühl der persönlichen Niederlage und der Frustration zu verdrängen.

Ein ambulanter Palliativdienst, den wir eingeschaltet hatten, berichtete uns, dass Frau M. zu Hause nun immerhin Schmerzmittel nahm, auch Cannabis – Haschisch –, das ihre Freunde ihr in Holland besorgten, hatten wir empfohlen und soll ihr geholfen haben. Frau M. starb nur wenige Wochen später in einem kleinen Krankenhaus in der Nähe ihres Heimatortes.

II. Maika

Schwester Maikas echte Haarfarbe habe ich erst kurz vor ihrem Tod erkannt. Als ich sie kennenlernte und während der folgenden Jahre unserer Zusammenarbeit, hatten ihre Haare eine Tönung angenommen, die entsteht, wenn man im Glauben, etwas Einmaliges zu kreieren, zu viele Farben eines Tuschkastens mischt.

Gleich nach dem Studium hatte ich eine Einstellungsprüfung mit Fragen nach den Helden von Wagneropern und seltenen Mikroben bei Prof. Jan Brod an der MHH in Hannover halbwegs ehrenvoll bestanden und eine Assistentenstelle in der klinischen Nephrologie angetreten. Brod hatte nach dem Prager Frühling die Tschechoslowakei verlassen müssen und war schließlich schon grau und etwas kauzig auf dem nephrologischen Lehrstuhl an der MHH gelandet. Die Zahl seiner Publikationen lag irgendwo zwischen 500 und 1000, und ich war ihm gegenüber von naiver Hochachtung erfüllt. Schwester Maika hatte er aus Prag mitgebracht; schon dort hatte sie mit sauberer Schrift riesige Journale mit den Ergebnissen seiner klinischen Experimente akribisch gefüllt. Die hagere, damals etwa 40-Jährige, reichte mir bis knapp an die Schultern, ihr Gesicht war schmal und wirkte meist verschlossen, selten lachten die Augen, und sie rauchte wie ein Schlot.

Ich wurde als jüngster Assistent auserwählt, quasi als Adjutant des Chefs, klinische Experimente unter seiner Aufsicht durchzuführen. Die älteren Ärzte machten ironische Bemerkungen, da ich mit der als eigensinnig geltenden Schwester Maika zusammenarbeiten musste und die wissenschaftliche Bedeutung der Experimente durchaus umstritten war. Noch aus einem ganz anderen Grund war es mir mulmig: Ich hatte noch nicht sehr viele Verweilkanülen und Blasenkatheter gelegt, und das sollte meine Hauptaufgabe sein. Schwester Maika war wortkarg und wirkte mürrisch, sie war offensichtlich nicht begeistert, wieder einen Anfänger einarbeiten zu müssen, aber sie schien mich und meine Rolle nicht ernst genug zu nehmen, um das laut zu kommentieren.

Die Messungen der Nierenfunktion unter dem Einfluss eines Blutdruckmedikamentes, die Prof. Brod im Auftrag einer Pharma-Firma durchführte, machten es nötig, dass die Patienten nicht nur die erwähnten Katheter und Kanülen, sondern auch fünf Stunden auf einer harten Liege ertragen mussten. Es war mir völlig schleierhaft, wie er die Freiwilligen dazu brachte, bei diesen Experimenten mitzumachen. Zum Glück ahnten sie nichts davon, dass sie auch noch als Trainingsobjekte für einen Jungassistenten dienten. Offensichtlich wirkte seine professorale Autorität auf seine Patienten ähnlich einschüchternd wie auf mich.

Die erste freiwillige Patientin, die an einem Dienstagmorgen (Dienstag war Brods »Forschungstag«) vor mir lag, fühlte sich in ihrer Rolle sichtlich unwohl, wagte aber Brod gegenüber keine Widerworte. Zunächst beschrieb er ihr ziemlich ruppig in seinem Schwejk-Deutsch, was mit ihr geschehen solle; anschließend stellte er mich kurz vor, allerdings ohne meinen Namen zu nennen, ich war einfach zu unbedeutend, als dass er sich langfristig den Namen merken wollte. Dann rauschte er hinaus und auch Schwester Maika verschwand, so dass ich allein mit der Patientin blieb. Diese wirkte jetzt deutlich beunruhigt und begann Fragen nach dem Sinn der Untersuchungen zu stellen. Nachdem ich die erste Kanüle nach mehreren Anläufen in ihrem linken Arm platziert hatte und schweißgebadet Anstalten machte, mir ihren anderen Arm vorzunehmen, verlangte sie den Professor zu sprechen. Ich sah meine junge wissenschaftliche Karriere in weite Ferne rücken und überredete sie wie ein Teppichhändler dazu, auch die zweite Kanüle zu akzeptieren. Als ich dann aber – immer noch mit der Patientin allein im Raum – den Blasenkatheter vor mir liegen sah und mir schlagartig bewusst wurde, dass ich noch nie bei einer Frau einen gelegt hatte, begann endlich mein vor lauter wissenschaftlichem Ehrgeiz lahmgelegter Verstand wieder zu arbeiten. Unter einem Vorwand verließ ich den Raum, um Hilfe zu holen. Die Flure schienen menschenleer, die MTAs tranken sicher noch Kaffee, man hörte fernes Lachen, und die Ärzte und Schwestern machten Visite. Da öffnete sich die Tür des Allerheiligsten, Brod trat heraus, erspähte mich sofort und eilte auf mich zu. In stockenden Sätzen berichtete ich, dass die Patientin unerklärlicher Weise noch Informationsbedarf habe und ihn sprechen wolle. Er sah mich kaum an, riss die Tür zum Untersuchungszimmer auf, in dem die Patientin, durch die Kanülen und die daran angeschlossenen Infusionen gefesselt, unruhig auf der Liege hin und her rutschte. Brod ließ sich auf keine Fragen ein, grummelte irgendetwas, befahl ihr, das Nachthemd hochzuziehen und begann, nachdem er sich widerwillig Handschuhe übergestreift hatte, mit der Spitze des Katheters die Öffnung der Harnröhre zu suchen. In diesem Moment öffnete sich die Tür und Schwester Maika erlöste uns alle. Brod rauschte wieder davon, ich sah Maika erleichtert zu, wie man einen Katheter legt – meine wissenschaftliche Karriere war gerettet.

Maika musste gemerkt haben, wie dankbar ich ihr war, und von diesem Tag an arbeiteten wir, ohne viel darüber zu sprechen, gut zusammen. Wir überstanden die Zeit, in der Prof. Brod unbedingt noch weiterhin »Wissenschaft« machen wollte, und schafften es meist, die Patienten irgendwie dazu zu bringen, die Experimente abzulehnen, ohne dass sie uns an den Chef verrieten. Wir hielten auch die Anfangszeit mit dem Nachfolger von Prof. Brod durch, der erst einmal jeden, den er nicht selbst erwählt hatte, für unwürdig befand, in seiner

Abteilung zu arbeiten. Und wir kapitulierten auch nicht, als ein gelegentlich leicht manischer Oberarzt Nierenbiopsien wie Herztransplantationen zelebrierte und wir assistieren durften.

Ich hatte in den ersten Jahren an der Hochschule schnell bemerkt, dass man sich tapfer anpassen musste, keinesfalls die strenge hierarchische Ordnung verletzen durfte, um selbst Oberarzt in der Abteilung werden zu können. Der erste Schritt in diese Richtung lag hinter mir, als ich eine Spezial- ambulanz der Abteilung übernehmen und weiter aufbauen durfte. Zusammen mit Schwester Maika gelang das prächtig. Sehr bald hatten wir so viele Patienten, dass wir zwei Tage die Woche vormittags konzentriert arbeiten mussten, um sie gut zu versorgen. Meine Aufgaben und meine Verantwortung wurden immer größer und ich sah Schwester Maika nur noch während der gemeinsamen Sprechstunden.

Maika war intelligent und interessierte sich für das, was sie tat. Wie viele Pflegekräfte war sie grundsätzlich eher skep- tisch, wenn es um die Erfolgsaussichten der ärztlichen An- strengungen bei schwerkranken Patienten ging. Krebspatien- ten, die zusätzlich eine Nierenproblematik aufwiesen, wurden von ihr oft mit großer Zurückhaltung in die Sprechstunde aufgenommen. Sie schien der Meinung zu sein, dass die Ärzte bei den meisten bösartigen Erkrankung viel zu lange wenig wirksame Therapien versuchen würden, um den Patienten nicht die Wahrheit mitteilen zu müssen. Immer bestand sie darauf, den Patienten offen zu sagen, wenn die Dialyse nicht mehr abzuwenden war. Als einmal ein beinamputierter Dia- betiker, der kaum noch sehen konnte und nun auch noch kurz vor der Dialyse stand, mit seinem Rollstuhl aus dem Zimmer gefahren wurde, brach es aus ihr heraus: »Wenn ich in der Situation wäre, würde ich mich umbringen! Ich habe meine Eltern an Krebs sterben sehen, ich hänge nicht so am Leben!«

Unsere Zusammenarbeit endete, als ein spezieller Günst- ling des neuen Chefs von einem Forschungsaufenthalt in den

USA zurückkam und nun klinische Erfahrung benötigte, um sich aussichtsreich um universitäre Stellen bewerben zu können. Er übernahm die Sprechstunde; Schwester Maika stand auch ihm treu zur Seite.

Kaum ein Jahr später war Maika das erste Mal, seit ich sie kannte, krank; die Tür des Untersuchungszimmers, in dem ich meine ersten klinischen Experimente gemacht hatte und das ihr »Reich« war, blieb für einige Tage geschlossen. Am ersten Tag, an dem sie ihren Dienst wiederaufgenommen hatte, rief sie mich über meinen Pieper an und fragte mit einer für sie untypisch zögerlichen Stimme, ob ich nicht einmal vorbeikommen könne. Als ich sie in der Mittagszeit besuchte, saß sie im kleinen Aufenthaltsraum des Labors, wie immer mit einer Gitanes zwischen zwei Nikotin verfärbten Fingern der linken Hand und einem schwarzem Kaffee vor sich auf dem Tisch. Sie sah noch hagerer aus als sonst, die Haare hingen strähnig um das ausgemergelte Gesicht. »Mir ist seit Wochen fast immer übel, ich kann nichts mehr bei mir behalten. Ich möchte, dass Sie mich untersuchen!«

Sie lag auf der Liege in dem Ambulanzzimmer, auf der so viele Patienten vor ihr gelegen hatten, und ich untersuchte sie mit dem alten Ultraschallgerät, das ich einmal für unsere Sprechstunde beschafft hatte. Ihre Bauchdecke war eingefallen, ihre Rippenbogen standen vor wie bei einem KZ-Häftling. Wenige Minuten später kannte ich die Ursache ihrer Übelkeit, der Befund sprang mir schon ins Auge, kaum dass ich den Ultraschallkopf auf der faltigen Haut des Oberbauchs platziert hatte: Es war ein fast 10 cm großer Tumor, der entweder von der Bauchspeicheldrüse oder dem Magen auszugehen schien und sich schon erkennbar in die benachbarten Organe gefressen hatte. Als ich den Schallkopf schräg nach oben kippte, stellten sich in der Leber zwei weitere, kleinere Tumoren dar. Schwester Maika behielt mein Gesicht scharf im Auge, ohne allerdings zu fragen, was ich denn sehen würde. Ich glaube, sie hatte an meinen Gesichtszügen abgelesen, wie erschrocken ich war; so, wie ich Maika einschätzte, blieb nur die Möglichkeit, ihr umgehend die volle Wahrheit zu sagen.

Nachdem sie sich den Bauch abgetrocknet hatte, tat ich das vorsichtig, aber doch unmissverständlich, forderte nur ein Computertomogramm und eine baldige Histologie zur Bestätigung. Maika brach in Tränen aus, sie legte ihre Stirn auf den Schreibtisch und verbarg den Kopf unter ihren Armen. Ich sah, wie ihre Schulterblätter beim Schluchzen zuckten wie Fische auf dem Trockenen. Als ich ihr eine Hand auf den Rücken legte, wusste ich, dass nun eine andere Beziehung zwischen uns bestand, sie war ab jetzt meine Patientin. Das Schluchzen ebbte allmählich ab und wir besprachen das weitere Vorgehen; Maika wollte unbedingt weiterarbeiten und ich organisierte die nötigen Termine.

Das Computertomogramm bestätigte im Großen und Ganzen die Sonographiebefunde und der Pathologe beurteilte das Gewebe, das wir durch eine Biopsie des großen Tumors gewonnen hatten, als Pankreaskarzinom. Ein metastasiertes Pankreaskarzinom, das weit in die Umgebung eingewachsen ist, stellt ein Todesurteil dar, es geht nur noch um die Frage des Zeitpunkts. Ich war mir fast sicher, dass Maika mit dem Leben abgeschlossen hatte und in ihr Heimatdorf in der Nähe von Bratislava, in dem sie immer die Sommerferien verbrachte, zurückkehren würde, um zu sterben. Als wir die Befunde bei einer Tasse starkem Kaffee und ausnahmsweise geschlossener Tür in der Teeküche besprachen, war ihre Reaktion jedoch eine ganz andere: Sie wollte die maximale Therapie, und sie äußerte dies mit einer solchen Bestimmtheit, dass ich gar nicht wagte, Bedenken anzumelden.

Maximale Therapie heißt in dieser Situation, zunächst zu prüfen, ob eine Operation Sinn macht. Fragt man heutzutage einen Chirurgen, ob man einen Patienten mit Pankreaskarzinom operieren kann, lautet die Antwort nahezu immer »Ja!« Die Gründe sind wenig stichhaltig: Einmal ist die Whipple-Operation so ziemlich das Anspruchsvollste, was die Viszeralchirurgie zu bieten hat, und damit immer eine interessante

Herausforderung für ehrgeizige Operateure. Zum anderen müssen die Chirurgen heutzutage mindestens zehn Pankreasoperationen pro Jahr durchführen, um auch im folgenden Jahr weiter Pankreatika operieren zu dürfen. Diese sogenannte Mindestmengenregel ist eigentlich dazu gedacht, dass nur erfahrene Chirurgen die Operation vornehmen. Gerade in kleineren Abteilungen führt sie aber dazu, dass die Operationsindikationen großzügig gestellt werden, um die untere Grenze der Mindestmengen zu erreichen. Drittens wird ein »Whipple« gut bezahlt, und natürlich sind Krankenhausgeschäftsführungen mit Chirurgen zufrieden, die die Bilanzen retten helfen.

Zu der Zeit, als Maika erkrankt war, gab es weder Mindestmengen, noch beherrschte die Ökonomie die Medizin so stark, wie es heute der Fall ist. Die Viszeralchirurgen der MHH, die hinzugezogen wurden, waren von den Aussichten einer Operation in diesem fortgeschrittenen Stadium keineswegs überzeugt und weigerten sich zunächst. Aber Maikas unbedingter Wunsch, operiert und wieder gesund zu werden, überwand die Widerstände. Eine Woche nach der Diagnose lag Schwester Maika auf dem OP-Tisch und die Chirurgen entfernten nicht nur den Tumor, sondern alle Organe in der Nachbarschaft: Außer dem Pankreas wurden große Teile des Magens, die Gallenblase, der Leberlappen, in dem die Metastasen festgestellt worden waren, und die Milz entfernt. Das, was übrig war, wurde mühsam und sorgfältig wieder zusammengenäht. Der Chirurg nahm mich nach der Operation zur Seite und berichtete, dass man sehr umfassend operiert habe, aber trotzdem davon ausging, nicht das gesamte Tumorgewebe ausgeräumt zu haben.

Ich besuchte Maika regelmäßig in den Wochen nach der Operation, die sie verhältnismäßig gut überstanden hatte. Das Essen fiel ihr sehr schwer und sie wurde immer schwächer, dennoch forderte sie mit eisernem Willen eine Chemotherapie und zwang sich, trotz der anhaltenden Übelkeit, kalorienreiche Nahrung zu sich zu nehmen. Drei Wochen nach der

OP fuhr sie zur Kur, um aufgepäppelt zu werden und auf die Beine zu kommen. Sechs Wochen später rief sie mich während eines Nachtdienstes an; sie war am Vortag aus der Kur nach Haus entlassen worden. Ihre Stimme war leise, als sie fragte, ob ich am nächsten Tag in der Klinik sei und sie vorbeikommen könne. Maika hatte weiter abgenommen, wog vielleicht noch 40 kg, die Nase stand spitz in ihrem schmalen Gesicht, die Haare hatten jeden Glanz verloren, das Rot darin war kaum noch wahrzunehmen. Sie schilderte mir die Qualen der Schmerzen und das ewige Erbrechen, niemand wollte ihr sagen, ob es Nebenwirkungen der Chemotherapie waren. Aber die Onkologen hatten die Dosis des letzten Medikamentes, cis-Platin, soweit reduziert, dass Schwester Maika im Beipackzettel nachgeschaut hatte und nun befürchtete, dass es nicht mehr wirken könne. Im Grunde kam sie zu mir, um irgendeine Chance auf Weiterleben zu erhalten. Sie selbst hatte erkannt, dass sie auch so schwach war, weil sie nur noch wenig trinken und nur noch winzige Portionen breiiger Nahrung zu sich nehmen konnte. Ihre Haut wirkte wie Leder, und wenn ich sie auf dem Armrücken zwischen zwei Finger nahm, blieben die Falten stehen wie Steilwände.

Maika wollte weiterleben. Eine vorsichtige Andeutung, ob es nicht besser wäre, aufzugeben, ließ sie nicht an sich heran.

Ärzte müssen durchaus manchmal gegen ihre eigene Überzeugung handeln, wenn sie ihren Patienten nicht jede Hoffnung nehmen wollen. Mit in dem eingefallenen Gesicht riesig erscheinenden Augen sah mich Maika an und suchte nach irgendeinem Hoffnungsschimmer in meinen Worten. Eigentlich hätte ich offen von Palliativmedizin sprechen müssen, aber ich wagte es nicht, ihr etwas zu sagen, was sie augenscheinlich nicht hören wollte. So vereinbarten wir, dass ich sie regelmäßig zu Haus besuchen würde, um ihr Infusionen zu geben und nach ihr zu sehen. Außerdem riet ich ihr zu einer Misteltherapie, verschwieg aber die Ergebnisse einer großen Studie, die just keinerlei Nutzen einer solchen Behandlung gezeigt hatte. Dagegen schilderte ich mit aller Überzeugungskraft, die ich aufbringen konnte, welche Wunder in einzelnen Fällen schon beschrieben worden waren, und sie wollte mir glauben. Mit den Infusionen begannen wir gleich, sie lag dabei auf der Liege, auf der wir vor fast fünfzehn Jahren meine erste Studienpatientin mit Venen- und Blasenkathetern versorgt hatten. Zwei Tage später besuchte ich sie in ihrer Wohnung, die kurioserweise in dem Gebäude lag, das früher ein »Mütter- und Säuglingsheim« beherbergt hatte und in dem ich selbst zur Welt gekommen war. Schon im Treppenhaus roch es nach Mottenpulver. Die Räume ihrer Wohnung waren klein und dunkel, keineswegs anheimelnd, obwohl alles Sauberkeit und Ordnung ausstrahlte. Die Fenster waren mit dichten, vom Zigarettenrauch gelblichen Tüllgardinen verhüllt. An der Wand stand ein großes Regal, auf dem sich einige wenige Bücher verloren, die von einer Brockhaus-Enzyklopädie mit prächtigen Rücken an den Rand gedrängt wurden.

Maika kam gebeugt und mit schmerzverzerrtem Gesicht zur Tür und schleppte sich gleich wieder zu einem großen Sessel, in dem sie wohl geschlafen hatte. Wir unterhielten uns eine Weile und sie schwindelte mir ein wenig vor, dass es ihr schon besser ginge und sie sogar etwas gegessen habe. Dann kniete ich mich neben dem Sessel und schaffte es tatsächlich, eine Kanüle in eine der Venen an den mageren Armen zu platzieren und eine Infusion anzulegen.

In den nächsten Wochen fuhr ich noch einige Male in die kleine Wohnung und versuchte Maika zu helfen. Sie erzählte mir von ihrem Bruder in der Slowakei, ihrem einzigen nahen Verwandten; sie berichtete, wie sie den Großen Brockhaus, gleich nachdem sie nach Deutschland gekommen war, über eine jahrelange Ratenzahlung erstanden hatte. Wir unterhielten uns über die gemeinsame Arbeit der letzten Jahre, nur über ihren nahen Tod konnten wir nicht sprechen, obwohl er schon im Raum zu stehen schien und unsere Gespräche lähmte. Ihr Zustand wurde immer schlechter und sie konnte irgendwann kaum noch aufstehen. Schließlich war sie einverstanden, wieder ins Krankenhaus zu gehen, ich hatte ihr vormachen müssen, dass die Onkologen sie sehen wollten, um neue Therapiemöglichkeiten zu überlegen.

Maika starb einige Tage später; nur widerwillig hatte sie Morphium akzeptiert, als ihre Schmerzen zu stark wurden. Ihr Bruder reiste an, um ihre Wohnung aufzulösen, und eines Morgens standen auf meinem Schreibtisch 24 Brockhaus-Bände, die mir Maika hinterlassen hatte und die ich einen nach dem anderen nach Haus schleppte.

Sprossen

2. Mai, 20.30 Uhr

Marion legt das große Nackensteak auf ihren Teller und nimmt eine ordentliche Portion Tsatsiki dazu. Sie weiß, dass sie so nicht abnehmen wird, aber offensichtlich scheint das Bernd, der sich gerade sein zweites Steak vorlegt und dazu statt Joghurt mit dem Grünzeug Barbecue-Sauce und Brot bevorzugt, nicht zu stören. Sie braucht ihn nur kurz anzusehen und kann an seinem liebevoll zurückgegebenen Blick, der selbst durch die braune Sauce an seiner Oberlippe nicht an Intensität verliert, erkennen, wie sehr er sie mag. Außerdem sitzen sie nicht im Bikini, sondern in dicken Jacken vor ihrem Zelt, und bis zum fest verabredeten Urlaub in Spanien ist noch viel Zeit für eine Diät.

Das Paar hält sich in diesem Frühling schon zum dritten Mal auf dem kleinen Campingplatz in der Nähe von Soltau auf. Marions Freundinnen fragen andauernd, was sie in dieser Jahreszeit auf den Campingplatz in der Heide treibt, aber eigentlich weiß es jede schon vor der ausweichenden Antwort, wie man an dem wissenden, meist neidischen Grinsen der Fragenden leicht ablesen kann.

Marion und Bernd haben sich Sylvester in einer Diskothek in Hannover kennengelernt. Zu Hause ist nicht viel Platz, Marion nennt nur ein winziges Zimmer gleich neben dem Schlafzimmer der Eltern ihr eigen; Bernd lebt ebenfalls noch zu Hause und zofft sich ständig mit dem Vater. Was bleibt ihnen übrig, als sich freitagabends gleich nach der Arbeit in Bernds alten Golf zu setzen, in den sie eilig das alte Zwei-Mann-Zelt, den roten Grill und die dicken Winterjacken werfen. Brot, Fleisch und Tsatsiki haben sie erst am Samstagmorgen in dem kleinen Laden neben dem

36

Campingplatz gekauft, den die Bauersfrau nebenher betreibt, und so gibt es Gemüse vom Hof und viel Selbstgemachtes.

3. Mai, 13.30 Uhr

Katja schaut ihrem Mann beim Essen zu, ohne zu bedauern, selbst nur eine Weinschorle bestellt zu haben. Morgens haben sie auf dem Balkon ihrer Wohnung in der Sonne Kaffee getrunken und sie hat ganz gegen ihre Gewohnheit zwei Brötchen mit frischer Erdbeermarmelade vertilgt. Katja spielt in einem angesehenen Orchester Cello; sie fühlte sich von den stressigen Proben der letzten Tage für das große Konzert am kommenden Mittwoch regelrecht ausgehungert.

Mit ihrem Mann Konrad, Lehrer für Musik und Englisch am Gymnasium, sitzt sie in einem gemütlichen Mühlenrestaurant nördlich von Hannover in der Frühlingssonne. Beide sind wohlig erschöpft vom langen Spaziergang am kleinen Flüsschen entlang, der früher einmal die Wassermühle angetrieben hat und dessen Plätschern die idyllische Szene zwischen den alten Weiden untermalt. Ihr Mann hat das Fleisch und die Bratkartoffeln langsam kauend, wie es seine Art ist, verzehrt und stochert jetzt lustlos in dem üppig angerichteten gemischten Salat, der auf einem extra Glasteller serviert ist. »Nun gib ihn mir schon rüber!«, stöhnt sie lächelnd, »Du magst so viel Grünes ja doch nicht, und ich hab jetzt etwas Appetit!«

10. Juni, 7.45 Uhr

In letzter Sekunde reagiere ich auf die rot aufleuchtenden Bremslichter vor mir und vermeide so gerade noch, erneut in die stadtbekannte Geschwindigkeitskontrolle auf dem Messeschnellweg zu geraten. Es scheint wie jeden Tag in den letzten Wochen die Sonne an einem makellos blauen Himmel, aber ich bin zu müde und zu sehr in Gedanken, um an das Wetter oder die Blitzapparate zu denken. Den schönen Frühsommer habe ich wegen der dramatischen Ereignisse, die sich zur Zeit in den norddeutschen Krankenhäusern und in meiner Klinik abspielen, kaum wahrgenommen. Auch während der Nächte sitze ich lange Stunden am Computer. Die Nephrologen in Deutschland, deren Vorsitzender ich seit einigen Jahren bin, bemühen sich verzweifelt, die dringenden Fragen der Kollegen aus Hamburg, Niedersachsen, Bremen und Schleswig-Holstein bezüglich der akuten Seuche, die die ganze Nation beschäftigt, zu beantworten. Eine ganz neue Form der Solidarität, frei von jeglicher Rivalität hat sich unter den Ärzten eingestellt. Gemeinsam versuchen wir Hinweise zur Therapie und zum Verlauf der Erkrankungen mit dem potentiell tödlichen EHEC-Bakterium zu finden. Fast 1000 Patienten mit blutigen Durchfällen, rotem Urin, manche mit grotesken Schwellungen des Körpers, alle blass und völlig erschöpft von der Blutarmut, sind innerhalb der letzten Wochen in die Notaufnahmen gebracht worden. Dieser aufwühlende Anblick bringt selbst erfahrene Ärzte an die Grenzen der durch viel Routine gewonnenen Sicherheit.

Die meisten der Patienten sind junge Frauen, die vorher nie krank waren, viel Sport machen und sich bewusst gesund ernähren. Ein deutlicher Unterschied also zu den Patienten, die gewöhnlich von uns Internisten behandelt werden: Ältere Menschen mit Erkrankungen wie Diabetes oder Durchblutungsstörungen, die immer wieder stationär behandelt werden müssen. Manchmal spürt man angesichts des Alters und der schweren Begleiterkrankungen der Patienten eine Spur von Fatalismus und Resignation bei Ärzten wie den Patienten selbst. Auf internistischen Stationen spielt aufgrund der steigenden Lebenserwartung die Entscheidung, welche medizinischen Maßnahmen ethisch vertretbar sind und welche nicht mehr angesichts der schweren Allgemeinerkrankungen, eine zunehmend wichtigere Rolle. Selten sind wir jedoch damit konfrontiert, solche Entscheidungen für Menschen zu treffen, die mitten im Leben stehen.

Den vorwiegend jungen EHEC-Patienten ist die Angst aus den Augen abzulesen, zu Hause warten nicht selten Kinder und berufliche Verpflichtungen drängen. Diese akute

Magen-Darminfektion, verursacht von unheimlichen Bakterien, ist für diese Menschen in jeder Beziehung eine dramatische, wenn nicht gar existentielle Bedrohung. Der Anspruch und die Fragen an die Ärzte und das Pflegepersonal, was sie diesem Unheil wirksam entgegensetzen können, sind von Verzweiflung geprägt. Diese Patienten erkennen ihren grotesk veränderten Körper kaum wieder. Sie sind immer schlank und muskulös gewesen, nun können sie kaum die Arme heben, die Schrift ist zittrig, Arme und Beine, häufig auch das Gesicht sind derart geschwollen, dass ihre Angehörigen ihr Erschrecken nicht verbergen können. Aber auch die Ärztinnen und Ärzte, die Krankenschwestern und Pfleger sind zunehmend verunsichert, die Zahl der Patienten steigt zunächst unaufhaltsam, die Ursache der Erkrankung scheint unauffindbar, über Dutzende von Todesfällen wird in den Sondersendungen des Fernsehens und in Zeitungen berichtet.

Die Patientinnen und Patienten mit dem EHEC-Erreger zeigen zusätzlich lebensgefährliche Komplikationen: Fast alle entwickeln ein Nierenversagen, manche scheiden keinen Urin mehr aus und weisen Vergiftungserscheinungen auf, viele von ihnen können ohne Dialyse nicht überleben. Andere sehen plötzlich alles doppelt oder verschwommen, innerhalb von Minuten sprechen sie, als ob sie einen vollen Mund hätten oder ringen verzweifelt um das richtige Wort. Einzelne Patienten bekommen sogar schwere epileptische Anfälle, werden bewusstlos und fast ein Drittel der Patienten mit hämolytisch-urämischem Syndrom (HUS), so werden diese Komplikationen der EHEC-Infektion genannt, müssen zumindest vorübergehend künstlich beatmet werden.

Diese Bilder lassen uns Tag und Nacht nicht los, auch an diesem Morgen ist es nicht anders. Allerdings gibt es inzwischen einen Hoffnungsschimmer, das Schlimmste könnte überstanden sein: Die Zahl der Neuerkrankungen nimmt deutlich ab, in der letzten Woche sind keine neuen Patienten aus den überfüllten Kliniken in Hamburg und Bremen mehr zu uns gekommen. Auch Patienten aus unserer Region, die zuvor an der Nordsee Urlaub gemacht und sich offensichtlich dort infiziert hatten, wurden in den letzten Tagen nicht mehr aus den umliegenden Krankenhäusern zu uns verlegt.

Vor allem konnte die Ursache der Infektion endlich identifiziert werden: Ausgerechnet von einem Bio-Bauernhof, idyllisch in der Lüneburger Heide bei Soltau gelegen, stammen mit den EHEC-Erregern infizierte Pflanzensprossen. Die tödlichen Keime hatten jahrelang unbemerkt auf den aus Ägypten stammenden Samen der Sprossen überlebt, bis sie sich in den feucht-warmen Aufzuchtkulturen ideal vermehren konnten. Mit der Entdeckung der Ursache versiegt endlich die Quelle der Ansteckung. Die ersten Patientinnen sind sogar schon wieder aus den Kliniken entlassen worden. Die übrigen Patienten habe ich kaum zu Gesicht bekommen, sie scheinen aber zufrieden zu sein, in einem Krankenhaus behandelt zu werden, dessen Chefarzt und Team wegen der HUS-Epidemie immer wieder in der Presse und im Fernsehen auftauchen.

Zufrieden bin ich auch mit den Ergebnissen der nächtlichen Arbeit am Computer: Wir haben es geschafft, die Möglichkeiten des Internets zu nutzen. Die Telefon-Hotline, die wir eingerichtet haben und die Tag und Nacht betreut wird, wird eifrig frequentiert, die Therapiehinweise, die in großen Telefonkonferenzen immer wieder neu erarbeitet und online gestellt werden, nimmt man dankbar an. Wir haben sogar ein Online-Register für die Patienten und die Therapieversuche eingerichtet, ein völliges Novum im Zusammenhang mit einer derartigen Krisensituation. Also biege ich müde, aber auch einigermaßen optimistisch auf das Gelände des Krankenhauses ein, parke auf dem für mich reservierten Parkplatz gleich neben den beiden Plätzen, die für den Betriebsrat vorgesehen sind.

8.10 Uhr
Die Mitarbeiter der gesamten Abteilung sind bereits vollzählig versammelt, als ich den schon überfüllten, wegen der

Röntgendemonstration meist abgedunkelten Besprechungsraum betrete. Seit dem Beginn der EHEC-Epidemie hat sich keiner der Assistenzärztinnen und Assistenzärzte mehr krank gemeldet, alle haben das Gefühl, gebraucht zu werden.

Meine Hoffnung, das Schlimmste könne überstanden sein, wird radikal zerstört, als die Assistenzärztin von der Nachtschicht berichtet: Vor wenigen Stunden sind zwei junge Frauen, Marion S., 21 Jahre, und Katja M., 32 Jahre, eingeliefert worden. Beide waren vorher in Kliniken im Umland Hannovers wegen blutiger Durchfälle und zunehmender Schwäche betreut worden, bis mit Hilfe der inzwischen überall bekannten Laboruntersuchungen ein hämolytisch-urämisches Syndrom (HUS) festgestellt wurde.

Im Rahmen des HUS kommt es zu Verstopfungen der kleinen Blutgefäße mit roten Blutkörperchen, »Erythrozyten«, ausgelöst durch ein Toxin, das von den EHEC-Bakterien gebildet wird. Eine Entzündungsreaktion der Umgebung richtet zusätzlichen Schaden in den betroffenen Organen an. Im Labor fällt bei HUS vor allem eine deutliche Blutarmut auf, die durch eine Auflösung der roten Blutkörperchen − Hämolyse − verursacht wird. Durch die Bildung der Gerinnsel in den zahllosen Kapillaren und Arteriolen des Körpers werden die für die Blutgerinnung wichtigen Blutplättchen verbraucht, so dass sie an anderer Stelle fehlen und dort Blutungen auftreten können. Typisch ist noch ein Anstieg der sogenannten LDH, eines Eiweißstoffes, der beim Zerfall von Zellen freigesetzt wird. Der Nierenschaden, der sich im Labor u.a. durch einen Anstieg der Eiweißprodukte Harnstoff und Kreatinin feststellen lässt, wird durch den Verschluss der kleinen Nierengefäße erklärt.

Die junge Ärztin hatte schon fünf Nachtdienste hinter sich, sie sieht völlig erschöpft und angespannt aus, als sie die wichtigsten Befunde der beiden Frauen aufzählt: »Marion S., 21 Jahre, kam als erste, sie wurde vor zwei Tagen in B. aufgenommen, sie hat vor zehn Tagen blutige Durchfälle bekommen nach dem Essen von Salat auf einem Campingplatz bei

Soltau. Im Labor alle Zeichen des HUS mit einem Kreatinin von 6 mg/dl, massiven Ödemen, leichter Dyspnoe – Luftnot. Als sie hier ankam, war sie bereits präkomatös, kaum noch ansprechbar, ich habe sie gleich auf die Intensivstation gelegt. Dialyse ist angemeldet. Vor anderthalb Stunden kam Katja M., 32 Jahre, vorgestern im N.-Krankenhaus aufgenommen. Ebenfalls Vollbild des HUS nach Durchfall seit sechs Tagen, hat Salat in einem Ausflugslokal gegessen. Neurologisch unauffällig, aber Kreatinin ebenfalls erhöht auf 3,5 mg/dl, liegt auf Station 6.«

9.20 Uhr

An der Eingangstür der Station 6 klebt immer noch das eilig gedruckte Schild »Infektionsstation«, als ich sie zusammen mit den Oberärztinnen und Oberärzten betrete. Anders als sonst ist die Visite in diesen Wochen keine lästige Pflicht mehr, an die das Pflegepersonal immer wieder erinnert werden muss. Die Schwestern ersticken allerdings schier an ihren vielen Aufgaben, die sie schon unter normalen Umständen kaum schaffen. In diesen Wochen wollen sie unbedingt bei den Visiten mitgehen, sie sind froh, mit uns die immer wieder überraschenden Symptome der Patienten besprechen zu können. Sie wissen, wie wichtig es uns ist, dass sie über alles, was ihnen auffällt, berichten, und sie wollen erfahren, wie es den Patientinnen auf der Intensivstation geht, welche Therapie bei ihren Patienten geplant ist.

Auf Station 6 liegen noch 14 Patienten, zwölf Frauen und zwei Männer, alle zwischen 25 und 55 Jahre alt, die aus Hamburg, Schleswig-Holstein und der Nordheide stammen, nur wenige aus der Region um Hannover. Die Stationsärztin, eine alleinerziehende Mutter von zwei kleinen Kindern, hat es in den letzten beiden Wochen irgendwie geschafft, ihren Nachwuchs am späten Nachmittag bei Freunden unterzubringen; nach 17 Uhr sitzt sie immer noch über den Akten. Schwestern und Ärzte sind konzentriert bei der Arbeit; sie erleben hautnah, dass die Hilfe für kranke Menschen einmal für sie der Anlass gewesen ist, einen Pflege- bzw. Arztberuf zu wählen.

In den letzten Tagen ist ihr Engagement noch gestiegen; den meisten Patientinnen ging es viel besser, in einigen Fällen haben wir schon darüber nachgedacht, wann die Entlassung möglich ist. Ich bin selbst zwar nicht sicher, ob es wirklich unsere aufwändigen »High-Tech«-Maßnahmen waren, die zu den zum Teil erstaunlichen Besserungen geführt haben, behalte das aber für mich, um die Freude und den Stolz über die Entwicklung und unseren Anteil daran nicht zu mindern. Tatsächlich sind Menschen, die nicht mehr sprechen und sehen konnten, die schwere Krämpfe hatten und bewusstlos gewesen sind, nun nahezu gesund. Die Nieren arbeiten, die störenden dicken Schläuche in den Halsvenen sind gezogen, die Behandlung mit der künstlichen Niere ist beendet worden.

An diesem Tag ist jedoch bei Ärzten und Schwestern eine neue Verunsicherung zu spüren. Zwei weitere schwerkranke Patientinnen und beide aus der näheren Umgebung unserer Stadt – breitet sich die Seuche doch weiter aus? Sind die Nachrichten über ihren Ursprung und die Vernichtung der befallenen Sprossen wie so viele Berichte der letzten Wochen falsch gewesen?

Wir beginnen die Visite bei Katja M., damit ich schnell entscheiden kann, wie es weitergehen soll. Im sonnendurchfluteten Zimmer stören nur die hässlichen Netze, die von einer übereifrigen Verwaltung wegen der Taubenplage vor die Balkone und die schöne Aussicht gespannt worden sind; sie werfen ein gitterartiges Muster über das Bett der Patientin, neben der ihr Mann auf einem Stuhl sitzt und hastig aufspringt, als wir ins Zimmer treten.

Katja M. ist eine hübsche, schlanke Frau, die jedoch durch die Erkrankung schwer gezeichnet ist. Das Gesicht, vor allem die Augenlider sind geschwollen, man meint, das eingelagerte Wasser unter der zarten Haut zu sehen. Die Mundwinkel zucken unkontrolliert und die Angst in den dunklen Augen ist unübersehbar. Ich kann mich noch gut mit ihr unterhalten, erfahre, dass sie als Cello-Solistin arbeitet und dass sie sich wahrscheinlich durch den Salat, den ihr Mann in jenem Restaurant bestellt hat, und den sie tapfer aufaß, infiziert hat. Bei der Schilderung all dessen fällt es bei genauem Zuhören auf, dass ihre Sprache verwaschen ist. Die Schwellungen der Lippen und Wangen können nicht die Ursache dafür sein, dass die Konsonanten fast wie Vokale klingen und dass sie immer wieder nach den passenden Worten sucht. Meine Befragung dauert sicher zehn Minuten – bei anderen Patienten hätten die Schwestern schon unruhig mit den Unterlagen geklappert und die Ärztinnen gemutmaßt, dass der Chef nur so lange nachhakt, weil die Patientin hübsch ist. Inzwischen wissen alle, dass es gerade bei diesen jungen Patienten, die nie zuvor ernsthaft krank gewesen sind, wichtig ist, ihr Vertrauen zu gewinnen, um der Angst die Dominanz zu nehmen.

Gerade die Hamburgerinnen mussten erst überzeugt werden, dass sie in der Provinz Hannover und in diesem baufälligen Krankenhaus gut aufgehoben sind. Bei Katja M. war nach der Befragung klar, dass nicht nur die Nieren schlecht arbeiten, das hatte ja bereits das Labor bestätigt, sondern dass auch bereits die Funktion der Nerven und des Gehirns in Mitleidenschaft gezogen sind: Neben der unsicheren Sprache und den Zuckungen im Gesicht berichtet sie auch über unscharfes Sehen. Sie sieht uns doppelt und wie durch einen Schleier.

Alles, was uns an Medikamenten und Blutreinigungsverfahren zur Verfügung steht, muss bei Katja M. zum Einsatz kommen. Wir haben in den letzten Wochen Patienten erlebt, denen es zum Zeitpunkt der Aufnahme viel besser als Katja M. ging und die Stunden später beatmet werden mussten. Da ihre Nieren zwar keinen Urin mehr ausscheiden, aber die Zeichen der Urämie und die Laborwerte noch nicht bedrohlich sind, legen wir fest, dass erst als letzte Maßnahme die Dialyse stattfinden soll.

Ganz rasch wird die Dialyseabteilung aber eine Plasmaaustauschbehandlung – Plasmapherese – vornehmen. Hierbei wird mit einem Gerät, das über Pumpen und Kontrollsysteme verfügt, mittels eines speziellen Filters das Blutplasma (Blut besteht aus den Blutkörperchen und dem Plasma, das vor allem Eiweiße enthält) des Patienten komplett gegen das Plasma von Blutspendern ausgetauscht. Der theoretische Hintergrund ist die Hoffnung, hierdurch Giftstoffe – Toxine –, die durch die EHEC-Bakterien freigesetzt werden, abzufiltern. Überschüssige entzündungsvermittelnde Eiweiße werden gleich mit aus dem Blut geholt. Nach der Plasmapherese werden wir Katja M. dann Eculizumab, einen neu entwickelten Antikörper, infundieren. Dieser Antikörper richtet sich gegen einen wichtigen Stoff – Komplement – in der Kaskade von Entzündungsstoffen, ohne die letztlich die schweren Schäden in den kleinen Blutgefäßen und mithin in Nieren und Hirn nicht vorstellbar sind.

Dass Eculizumab überhaupt als Therapie infrage kommt, hat eine spannende Vorgeschichte, die voller Zufälle steckt: Das Medikament ist erst vor wenigen Jahren im Rahmen von Studien bei Menschen eingesetzt worden, und zwar bei einer seltenen genetischen Erkrankung, der »Paroxysmal Nächtlichen Hämoglobinurie«, unter der nur einige Dutzend Menschen weltweit leiden und die auch, wie das HUS, dazu führt, dass sich die roten Blutkörperchen – Erythrozyten – auflösen.

Diese Patienten mussten bislang in kurzen Abständen Bluttransfusionen erhalten, um am Leben zu bleiben. Eculizumab hat bei diesen Patienten gewirkt, allerdings muss es bis an das Lebensende verabreicht werden, und es soll mit fast 800.000 Euro Jahreskosten das teuerste Medikament der Welt sein.

Nur sechs Wochen zuvor, knapp 14 Tage nachdem in Norddeutschland die EHEC-Epidemie ausbrach, wurde die erste Veröffentlichung, die die erfolgreiche Gabe von Eculizumab bei drei Kindern mit HUS beschreibt, über das Internet verbreitet. Kaum zu glauben in der heutigen Zeit ist auch, dass die Herstellerfirma das Medikament unentgeltlich für die deutschen HUS-Patienten bereitstellt und über Vorräte verfügt, die die wöchentliche Behandlung von Hunderten von Patienten ermöglicht. Letzteres geschieht sicher nicht völlig uneigennützig – durch die Behandlung von so vielen Patienten im Rahmen eines »Heilversuches« (Therapie ohne gültige Zulassung des Medikamentes und meist ohne ausreichende Studienlage), wie bei unseren HUS-Patienten, kann es gelingen, ohne eine langwierige, extrem teure Studie die weltweite Zulassung für dieses Präparat zu erhalten.

Die ersten Ärzte, die Eculizumab in Deutschland im Rahmen der HUS-Epidemie eingesetzt hatten, waren Jan Kielstein und Hermann Haller von der MHH, meiner »Lehrstelle«, deren graues Hauptgebäude ich wie ein schweres Schlachtschiff vom Zimmer aus, in dem Katja S. liegt, sehe. Haller hat die Therapieergebnisse bei den ersten Patienten im Rahmen einer Pressekonferenz so positiv dargestellt, dass seither alle Patienten mit neurologischen und oder Nierenproblemen bei HUS, Eculizumab erhalten.

Also steht die Strategie der Therapie bei Katja S. fest: Erst die Plasmaaustauschbehandlung, dann der Antikörper Eculizumab und die Dialyse. Es ist schwer, dies der Patientin, die sich ja schriftlich mit dem Vorgehen einverstanden erklären muss, verständlich zu machen. Die ängstlichen, großen braunen Augen in dem geschwollenen Gesicht zeigen deutlich, dass sie nur die Hälfte versteht, aber sie vertraut uns, die richtige Entscheidung zu treffen.

Oft fragen Patienten, was diese Erklärungen in einer Situation, in der ihnen keine wirkliche Wahl bleibt, als den Ärzten, die sie erst Minuten vorher kennen gelernt haben, zu vertrauen, eigentlich sollen. Einige sind sogar ärgerlich, dass wir in solch verzweifelten Situationen scheinbar versuchen, die Verantwortung von uns zu schieben. Sie wollen nicht verstehen, dass eine fehlende Aufklärung schwere juristische Konsequenzen für die Ärzte nach sich ziehen kann.

Katja S. ist eine optimistische, vertrauensvolle Patientin. Die Einverständniserklärung unterschreibt sie mit zittriger Hand.

10.15 Uhr

Die Intensivstation des Krankenhauses ist in den Jahren, seit ich 1999 hier Chefarzt wurde, mit der zunehmenden Spezialisierung auf schwere Lungen- und Nierenerkrankungen auf internistischer Seite, sowie Gefäß- und Thoraxchirurgie auf chirurgischer Seite, immer größer und interessanter geworden. Ich kenne einige Schwestern schon seit meiner Zeit als Assistenzarzt und weiß, dass sie so leicht durch nichts zu erschüttern sind. Manchmal habe ich mir von einigen Schwestern mehr persönliche Anteilnahme und weniger Routine gewünscht, dies hat sich jedoch im Umgang mit den HUS-Patienten grundlegend geändert: Das Schicksal dieser Patientinnen geht ihnen sichtlich nahe, viele von ihnen sind in ihrem Alter, es waren sogar Kollegen – eine Ärztin und eine Krankenschwester – unter ihnen. Sie könnten es selbst sein und es hätte sie in ihrer Freizeit, so nahe an der Quelle der Bakterien lebend, auch selbst treffen können. Vor allem aber unterscheidet sich diese Krankheit in ihrer Dramatik ganz wesentlich von allem, was sie bislang in jahrelanger Routine kennengelernt haben.

Marion S. liegt schwer atmend in einem Zimmer mit den beiden anderen HUS-Patientinnen. Mit weit aufgerissenen Augen, die jedoch nichts richtig fixieren, sondern nur in den Himmel starren, liegt sie ausgestreckt, umgeben von Apparaten auf dem Rücken. Wir stehen wie distanzierte Gespenster um sie herum, verkleidet mit Schutzkitteln, Kopfschutz und Mundschutz aus Papier, die jegliche Kontur verschwinden lassen. Ich knie mich neben die Patientin, aber es ist unmöglich, Kontakt mit ihr aufzunehmen. Gesicht und Glieder sind durch starke Wassereinlagerungen geschwollen und ich kann das Weiß der Hornhaut über der grünen Iris ihrer Augen sehen.

Die Laborwerte sind gar nicht unbedingt dramatischer verändert als bei einigen anderen HUS-Patienten, die klinischen Probleme, also das Nierenversagen und die Ausfallerscheinungen des Gehirns sind jedoch beängstigend. Da ein

Röntgenbild der Lunge eine beginnende Überwässerung im Lungengewebe gezeigt hat, läuft bereits ein Dialyseapparat, um das überschüssige Wasser zu entfernen. Am niedrigen Blutdruck, der bereits durch Medikamente unterstützt werden muss, lässt sich leicht ablesen, dass das Wasser nicht mehr in den Gefäßen ist. Die Kapillaren sind undicht, die Gefäße können das Wasser des Blutes nicht mehr zurückhalten, es strömt fortwährend in das Bindegewebe und in die Lungenbläschen, aus denen es nicht schnell genug herauszubekommen ist: Die Patientin droht darin zu ertrinken. Wir besprechen hinter unseren Masken flüsternd die akuten Maßnahmen, veranlassen eine Computertomographie des Gehirns und es wird klar, dass auch Marion S. schnellstmöglich einen Plasmaaustausch und danach Eculizumab erhalten soll.

Die Eltern der jungen Frau und ihr Freund warten im spärlich eingerichteten Besucherzimmer und ich versuche, sie einigermaßen zu beruhigen. Sie haben bereits viel von der Epidemie und den Komplikationen gehört und ich kann und will ihnen nichts vormachen: Wahrscheinlich muss ihre Tochter und Freundin in Kürze maschinell beatmet werden, ihr Zustand ist schlicht lebensbedrohlich. Die drei haben schon hin- und herüberlegt, wo und wann sich die junge Frau angesteckt haben könnte. Es scheint der Tsatsiki gewesen zu sein, den sie auf dem Campingplatz bei Soltau gegessen hat; schließlich liegt der Hof, von dem die infizierten Sprossen stammen, nur 300 Meter vom Campingplatz entfernt. Bernd K. weint fassungslos; Marions Eltern haben nicht gewusst, wie ernst es den beiden jungen Leuten mit ihrer Beziehung ist, sie versuchen Bernd, den sie kaum kennen, zu trösten.

18.30 Uhr

Ausgerechnet in diesen Tagen ist das Krankenhaus auch mit anderen Patienten überfüllt. Jeder der Assistenzärzte betreut über 20 Patienten, statt der 100 Kranken, für die das Personal kalkuliert ist, müssen 135 Menschen versorgt werden. Meine Oberärzte, mindestens so erschöpft wie ich, sind froh, dass ich als älterer und erfahrener Arzt die schweren Entscheidungen treffen muss, die Umsetzung der zahlreichen Anordnungen liegt aber völlig in ihren Händen.

Gut ausgebildete Schwestern aus dem Ruhrgebiet, die mit der Bedienung der komplexen Dialyse- und Plasmapherese-Maschinen vertraut sind, und eine nephrologische Oberärztin aus dem Nachbarkrankenhaus in Lehrte sind zur Unterstützung gekommen, obwohl medizinisches Personal auch dort knapp bemessen ist.

Ich muss Unmengen von liegen gebliebener Post auf meinem Schreibtisch durcharbeiten; bevor ich noch einmal auf die Intensivstation gehe, will ich das erledigen. Widerwillig kämpfe ich mich durch die Stapel, die meisten Briefe können nach kurzem Überfliegen abgehakt oder gleich im Papierkorb entsorgt werden. Dann ein Dokument, das von der Geschäftsführung stammt, und das Protokoll einer der vielen überflüssigen Konferenzen, die insbesondere vom Geschäftsführer Personal mit Begeisterung einberufen und zu langen Monologen genutzt werden. Einen Moment habe ich das Gefühl, es störe die Verwaltung, dass die medizinischen Aufgaben in den letzten Wochen so in den Vordergrund gerückt sind und wir uns ihrem Druck vorübergehend entziehen.

Bei meiner Abendrunde auf der Intensivstation ist die Plasmaaustauschbehandlung und die Gabe des Antikörpers bei Marion S. schon beendet; die Prozedur soll am nächsten Morgen wiederholt werden. Es geht der Patientin schlechter, sie ist in ein tiefes Koma gefallen und die Atmung hat sich weiter beschleunigt, die Sauerstoffkonzentration im Blut ist gerade noch ausreichend, um nicht an die Beatmungsmaschine gehängt werden zu müssen. Ihr Bauch ist angeschwollen und die Beine haben durch die Wassereinlagerungen einen grotesk erscheinenden Umfang angenommen. Ich ordne ein neues Röntgenbild an, wir wollen sehen, wie viel Wasser aktuell in der Lunge steckt und die Atmung behindert. Vielleicht muss sofort Wasser mit einer neuerlichen Dialyse entzogen werden. Der Assistenzarzt spürt, dass in den nächsten

Stunden eine Krise auf ihn zukommt, er geht immer nur kurz aus dem Zimmer, um andere Patienten zu versorgen. Auch die Schwestern fühlen eine Katastrophe nahen und verlassen immer nur einzeln das Zimmer der HUS-Patienten, um sich eine Zigarette oder einen Kaffee zu gönnen.

Voller Unruhe fahre ich nach Hause; immerhin schaffe ich es, die Geschwindigkeitskontrolle auf dem Schnellweg zu respektieren.

21.30 Uhr

Anruf: Katja S. hat einen epileptischen Anfall erlitten, sie wurde auf die Intensivstation verlegt. Nach intravenöser Gabe eines antiepileptischen Medikamentes sei ihr Zustand stabil.

21.45 Uhr

Anruf: Marion S. hat im Röntgenbild der Lunge nicht nur ein zunehmendes Lungenödem, sondern auch auf beiden Seiten große Mengen Wasser im Raum zwischen der Lunge und den Rippen – Pleuraraum – und das, obwohl auf dem Bild von vor zehn Stunden noch nichts zu erkennen gewesen war. Im Ultraschall des Bauchs ist die Ursache der zunehmenden Schwellung des Bauchs klar geworden: Zwischen den Darmschlingen hat sich freie Flüssigkeit angesammelt, eine so genannte Aszites. Den schlimmsten Befund zeigt jedoch die Computertomographie des Gehirns: Es ist Flüssigkeit, überwiegend Wasser, aus den Blutgefäßen ausgetreten, es steckt jetzt direkt im Hirngewebe wie in einem Schwamm. Der Radiologe beschreibt eine starke Schwellung des Gehirns, ein Hirnödem; es droht, das Gehirn einzuklemmen, weil der knöcherne Schädel keinen Platz mehr bietet, sich weiter auszudehnen. Wir vereinbaren, dass die Angehörigen über diese dramatische Verschlechterung informiert werden. Außerdem sollen Schläuche in den Pleuraraum und den Bauch gelegt werden, um mehr Platz für die Lunge zu schaffen. Mit fortlaufender Filtration durch die Dialysegeräte wird versucht, Wasser zumindest aus den Gefäßen zu bekommen, damit es nicht weiter in das Gewebe übertreten kann. Während des Telefonates höre ich im Hintergrund, wie ein lautes Gongen einen Alarm anzeigt und eine Schwester laut »Reanimation!« ruft.

Vor einigen Jahren wäre ich in einer solchen Situation auf der Stelle in die Klinik gefahren und hätte versucht zu helfen. Ich weiß aber, dass die Dienst habenden Ärzte die medizinischen Techniken wie das Legen von Drainagen und das Intubieren für die Beatmung absolut beherrschen. Die zu treffenden Entscheidungen sind jetzt durch die kritische Situation vorgegeben, die Ärzte können im Wesentlichen nur noch reagieren und versuchen, durch Maschinen und Medikamente die versagenden Organe funktionsfähig zu halten.

Ich versuche am Computer zu arbeiten, kann mich aber nur schwer konzentrieren und denke daran, welche Ereignisse auf der Intensivstation gerade ablaufen. Manche Wiederbelebungsversuche, an denen ich teilgenommen habe, werde ich nie vergessen. Erst nachdem ich fast zwei Jahre auf der Intensivstation der MHH gearbeitet hatte, war meine Angst zu versagen, daneben zu stechen, ein falsches Medikament zu verordnen, einen entscheidenden Befund zu übersehen, einer gewissen Sicherheit gewichen. In Gedanken gehe ich die Schritte durch, die meine Kollegen nun auf der Intensivstation durchführen, denn das Stichwort »Reanimation« löst eine oft erprobte und zugleich unter höchster Konzentration stattfindende Reaktionskette aus.

In einer Reanimationssituation kommt es darauf an, sehr schnell die Situation zu erfassen, die Ursache des Herzversagens oder des Atemstillstandes zu erkennen und blitzschnell einen Gefäßzugang in eine möglichst große Vene zu legen, die verborgen unter der Haut und den Muskeln zum Beispiel des Halses direkt neben der Halsschlagader liegt. Wenn der Patient unter starker Luftnot leidet, müssen in kurzer Frist eine Intubation (Platzieren eines Plastikschlauches in die Luftröhre) vorgenommen und ein Beatmungsgerät angeschlossen werden. Man spritzt dazu Medikamente, die den

Kranken in Schlaf versetzen und seine Muskeln lähmen – die Atmung stoppt dann sofort vollständig. Von diesem Zeitpunkt an dürfen nur Sekunden verstreichen, bis die Intubation gelingt. Alles läuft wie im Zeitraffer ab, weil die sonst vorhandene Zeit für das Abwägen von Entscheidungen und Maßnahmen doppelt fehlt.

An Schlaf ist nicht zu denken. Ich bilde mir ein, das Piepsen der Alarme zu hören, ich kann die Hektik fühlen und habe das Gefühl, die beobachtenden, bisweilen kritischen Blicke des Pflegepersonals zu spüren.

11. Juni, 8 Uhr

Sobald ich morgens das Krankenhausgelände betrete, beschäftigt mich die Frage, was in den Mauern während der Zeit meiner Abwesenheit vorgefallen ist; ich registriere unbewusst, ob die Müllcontainer im seitlich einsehbaren Hof überquellen von medizinischem Abfall, gelöschte Lichter im Wartesaal der Notaufnahme signalisieren, dass kein Patient mehr ungeduldig auf Versorgung oder Auskunft wartet. Wenn ich das Gebäude betrete, bilde ich mir ein, die Angst, den Schmerz und die Schlaflosigkeit der Patienten in der vergangenen Nacht wahrzunehmen. In den Gesichtern der Schwestern und der Ärzte kann ich lesen, ob sie wieder einmal bis an die Grenze der Belastbarkeit gefordert wurden oder ob doch Zeit für kurze Pausen vorhanden war.

An diesem Morgen, nach einer nahezu schlaflosen Nacht, muss ich mich zusammenreißen, um die Autorität und die Sicherheit auszustrahlen, die von mir erwartet werden. Ich weiß inzwischen genug über die HUS-Erkrankung, um sicher zu sein, dass sich die klinische Situation von Marion S. und Katja M. in dieser kurzen Zeit nach der Aufnahme nicht nur nicht verbessert haben kann, sondern dass eigentlich alles nur noch schlimmer aussehen wird.

Der Raum, in dem die Morgenbesprechung stattfindet, vibriert vor Spannung, alle Ärzte und Studenten hören dem Bericht der Dienst habenden Ärztin konzentriert zu: »Gegen

Mitternacht wurde ich notfallmäßig zu der neu aufgenommenen HUS-Patientin Katja M. auf die Station 6 gerufen. Die Schwester hatte die Patientin krampfend vorgefunden. Nach 5 mg Valium hörte die Patientin auf zu krampfen und ich schob sie auf die Intensivstation. Der anderen Patientin, die gestern gekommen ist und die schon auf der Intensivstation lag, geht es übrigens viel schlechter!«

8.45 Uhr

Am Knotenpunkt der langgestreckten Intensivstation warten schon die beiden diensthabenden Assistentinnen und der Assistent des Nachtdiensts, der mich vor zehn Stunden über die Intubation von Marion S. informiert hatte. Er sieht aus, als sei er einem Gespenst begegnet; drei Oberärzte stehen um ihn herum, als habe er Unterstützung nötig.

Durch die offen stehende Tür können wir Marion S. und Katja M. sehen, das Vier-Bettzimmer wirkt wegen der Apparate, die um die beiden Betten herumstehen, völlig überfüllt. Nachdem wir uns mit Gesichtsmaske, Handschuhen und Kitteln steril geschützt haben, betreten wir das Zimmer, das von den Geräuschen der Pumpen und dem Zischen der Beatmungsgeräte erfüllt ist. Beide Frauen sehen uns nicht, sie sind ohne Bewusstsein, ob durch Medikamente oder durch die Erkrankung, kann man von außen betrachtet nicht mehr unterscheiden.

Marion S., so berichtete der Assistenzarzt, hat gegen 22 Uhr aufgehört zu atmen. Er wiederholt die Befunde für alle: Das Röntgenbild der Brust zeigte beidseitige große Pleuraergüsse, die Lungen konnten sich nicht mehr entfalten. Die Situation lässt sich mit einem Blick erfassen: Der Bauch war durch große Mengen Wasser angeschwollen, auch dies in einer dramatischen Geschwindigkeit. Umgehend war mit Hilfe aller zusammengerufenen Ärzte durch Schläuche das Wasser abgeleitet worden und die Patientin konnte wieder beatmet werden. In den Behältern unter dem Bett sieht man inzwischen mehrere Liter der rötlichen Flüssigkeit. Mit Hilfe von blutdrucksteigernden Medikamenten und unter permanentem Flüssigkeitsentzug durch ein Dialysegerät ist ein Zustand einer scheinbaren Stabilität erreicht worden.

Während der Assistenzarzt seine Sätze herausprudelt, trete ich neben das Kopfende des Betts und hebe mit Daumen und Zeigefinger der linken Hand vorsichtig die Lider beider Augen von Marion S. an. Die Pupillen sind weit, so weit, dass kaum etwas von der grünen Iris übrigbleibt, so weit, dass man überzeugt ist, in schwarze Höhlen zu schauen. Keine Reaktion auf das einfallende Licht ist zu erkennen, die Iris kann sich nicht mehr zum Schutz des empfindlichen Augenhintergrundes zusammenziehen, die Pupillen sind lichtstarr – ein erstes Zeichen für eine schwere, meist nicht mehr zu heilende Hirnschädigung. Der Oberarzt unterbricht den Vortrag des Assistenten und verkündet das für uns unmissverständliche Urteil: »Im Computertomogramm zeigt sich ein massives Hirnödem, das die Liquorhöhlen einengt und zu einer Einklemmung des Gehirns geführt hat, der Radiologe spricht von einer irreversiblen Hirnschädigung!« Wir besprechen all das im Patientenzimmer nicht weiter, beschließen nur, dass alle Therapiemaßnahmen vorläufig mit äußerster Anstrengung weitergeführt werden; wir wollen noch nicht wahrhaben, dass alle unsere Anstrengungen vergeblich waren.

Äußerlich unterscheidet sich das Bild, das Katja M. bietet, nicht von dem ihrer Bettnachbarin, einige Schläuche weniger und das Fehlen einiger Pumpen mit Medikamenten bemerkt nahezu niemand. Die Ereignisse der letzten Nacht hören sich jedoch sehr viel weniger gefährlich an. Katja M. hat zwar einen weiteren generalisierten Krampfanfall gehabt und unter den antiepileptischen Medikamenten aufgehört zu atmen, aber ihr Kreislauf ist stabil und die Laborbefunde haben sich bereits deutlich gebessert. Nur zur Sicherheit hat man auch sie vorsichtshalber in ein künstliches Koma versetzt und ebenfalls beatmet. Auch bei ihr verabreden wir, in welcher Folge Plasmapherese, Dialyse und Antikörpergabe erfolgen sollen.

10 Uhr

Für das Gespräch mit den Eltern und der Schwester von Marion S. gehen wir in das Angehörigenzimmer der Intensivstation, ein Raum, in dem man ganz von fern noch das Piepen der Monitore hören kann. Ein kleines Fenster führt zum Wirtschaftshof, in dem große Laster rangieren; steht man dort unten, ahnt man nichts von dem schönen Blick auf den Kanal, den man von den Patientenzimmern aus hat.

Die Augen der Eltern, ihre Züge sind verzerrt vor Schock und Schmerz. Die Schwester ist Juristin, und sie stellt die meisten Fragen, die ich so gut es möglich ist beantworte. Paradoxerweise ist es für mich zunächst ein relativ leichtes Gespräch in Anbetracht der Dramatik. Leicht deshalb, weil die Familie mir schnell vertraut, vielleicht, weil mein eigenes Entsetzen für sie zu spüren ist, vielleicht auch, weil sie schon von den über 40 Todesfällen der HUS-Epidemie aus den Medien gehört haben, bestimmt auch, weil sie noch gar nicht erfassen, was da geschieht. Nur die Schwester beginnt zu begreifen, dass ihre kleine Schwester vermutlich bereits tot ist, aber sie verbirgt ihre Fassungslosigkeit, um ihre Eltern zu schützen. Ich schlage vor, die Maximaltherapie erst einmal fortzusetzen und neurologische Untersuchungen zu veranlassen, um die Schwere der Hirnschäden festzustellen. Obwohl ich das Ergebnis dieser Untersuchungen aufgrund meiner Erfahrungen bereits abschätzen kann, will ich die Eltern langsam mit der Realität vertraut machen und ihnen deutlich machen, dass alles Menschenmögliche versucht wird.

Ein solches Gespräch hat viel mit Intuition und Erfahrung zu tun, ich bin ausnahmsweise einmal froh, schon ein ziemlich alter Arzt zu sein. Wir vereinbaren, dass ich anrufe, sobald es neue Informationen gibt, und dass wir uns am nächsten Morgen wieder treffen.

16.00 Uhr

Der Zustand von Katja S. stabilisiert sich in den nächsten Stunden, es treten keine weiteren Krampfanfälle auf, die

Dialyse, die Plasmapherese und die anschließende erneute Eculizumab-Gabe verträgt sie gut, die künstliche Beatmung verläuft problemlos. Unsere Lungenfachärzte schlagen eine Beendigung der Beatmung in den nächsten zwölf Stunden vor.

Marion M. ist hirntot: Es fließt kein Blut mehr in den Gefäßen, die das Hirn versorgen, der hohe Druck im Gehirn hat dies verhindert, die Gefäße sind durch das geronnene Blut endgültig verstopft. Ein fortlaufend angeschlossenes Gerät zur Aufzeichnung der Hirnströme (EEG) zeigte eine »Nulllinie«. Die sonst so lebhaften elektrischen Aktivitäten des Gehirns – jeder optische oder akustische Reiz, jede Idee löst im gesunden Gehirn elektrische Ströme aus, die im EEG ablesbar sind – sind ein für alle Mal erloschen.

Nach dem 23. Juli 2011

Die Eltern und die Schwester von Marion M. sind bewundernswerte Menschen. In der kurzen Phase, während der ich sie kennenlernen durfte, zeigte sich, dass sie das Sterben, anders als die Mehrheit der Menschen heutzutage, als einen zum Leben zwangsläufig gehörenden Vorgang verstanden. Sie erzählten mir von ihrer Tochter, wie glücklich sie war, wenn sie in den letzten Monaten mit Bernd zum Campen fahren durfte, wie sie strahlte. Sie konnten natürlich genauso wenig wie ich verstehen, was geschehen war, und warum. Aber sie hatten die Schicksalhaftigkeit der Ereignisse verstanden, sie bedankten sich für die Anstrengungen der Schwestern und der Ärzte.

Katja S. ist genauso wie die anderen HUS-Patienten in unserer Klinik wieder gesund geworden. Selten spürte ich mehr professionelle Befriedigung, als beim Wiedersehen mit den Genesenen: Alle sind wieder gesundheitsbewusst schlank, die entstellenden Schwellungen des Gesichtes und des Körpers völlig verschwunden. Das Make-up, für das im Krankenhaus keine Zeit war, täuscht über jede Unebenheit des Gesichtes hinweg. Keine Frau hat neurologische Schäden zurückbehalten, die Sprache ist makellos, die Medikamente zur Vorbeugung gegen die epileptischen Anfälle können abgesetzt werden; auch die Nieren haben sich erholt, fast alle weisen normale Werte auf. Für diese Menschen liegt, nach dem bedrohlichen, hoffentlich bald vergessenen Intermezzo, das ganze Leben wieder vielversprechend vor ihnen.

Auch die Wunden unserer Mitarbeiter verheilen langsam: Die Überstunden, die in den Wochen der HUS-Krise angefallen waren, sind abgebummelt. Die Krankenschwester, die Marion M. als erste betreut hat, kann noch nicht wieder allein im Nachtdienst eingesetzt werden, aber ich glaube, sie hat das Schlimmste verarbeitet. Tatsächlich war sie immer eine der tüchtigsten Pflegekräfte auf der Station 6, und ihr wie auch dem Assistenzarzt, der in jener Nacht, nach der Marion M. starb, Dienst hatte, ist wohl klar geworden, wie sehr sie gebraucht wurden und wie gut sie ihre Arbeit gemacht haben.

Katja S. kommt in den ersten Monaten mit ihrem Mann in die Sprechstunde und verspricht uns ein Benefiz-Konzert zugunsten des Fördervereins des Krankenhauses.

Die Angehörigen von Marion M. habe ich nicht wieder gesehen.

Evita

I.

Bronski, ein kräftiger 76-Jähriger mit immer noch vollem grauen Haar, sah nicht danach aus, als stünde der Tod an seinem Bett: Die blauen Augen über der kräftigen, durch feine Äderchen leicht geröteten Nase huschten lebhaft zwischen den beiden an seinem Bett sitzenden Frauen hin und her. Nur wenn er meinem Blick begegnete, verfielen seine Gesichtszüge und zeigten Resignation.

Ich hatte beim Eintritt den nahenden Tod ins Zimmer und zurück ins Bewusstsein gebracht. Wie als junger Assistenzarzt vor 30 Jahren, fühle ich mich beim Überbringen der Botschaft, dass die Medizin an ihren Grenzen angekommen ist, hilflos und gescheitert. Doch ohne den Tod zu kennen, kann man kein guter Arzt werden und verliert die Grenzen aus den Augen, die dem ärztlichen Handeln gesetzt sind. Dieses Wissen gehört untrennbar zu meinem Beruf, und ich setze mich dafür ein, dass Sterbende nicht in Spezialabteilungen abgeschoben werden. Wenn Sterbende nicht nach Haus entlassen werden können, sollten sie im Krankenhaus von den Ärzten betreut werden, die sie behandelt haben.

Ich war gekommen, um dem ehemaligen Baulöwen und seiner 20 Jahre jüngeren Frau Margot noch einmal meine Prognosen über den weiteren, sicher schon in den nächsten Wochen zum Tod führenden Verlauf der schweren Herzerkrankung zu schildern. In den letzten Monaten hatte Bronski immer häufiger Anfälle einer schweren Atemnot erlitten. Bei kurzen Gängen musste er nach wenigen Schritten pausieren, im Bett wurden Türme von Kissen in seinem Rücken gestapelt, weil er nur so atmen konnte und immer öfter konnte er seine Sätze nicht zu Ende führen, weil er nach Luft ringen musste. Während einer Kur mit Frischzellenbehandlung im Tessin verlor er mehrfach das Bewusstsein. Er war mit dem Hubschrauber nach Hause gebracht und gleich ins Krankenhaus eingewiesen worden. All das hatte Bronski auf brutale Weise klar gemacht: Es würde diesmal kein Entkommen in die schöne Welt der Hotels in Oberitalien mehr geben.

Die Ärzte hatten schon vor Monaten ihre Waffen gestreckt: Das Herz war bereits mehrfach operiert worden, eine Herzklappe war ausgetauscht, die Herzkranzgefäße nach Bypassoperationen und mehreren Herzkathetereingriffen mit Stenteinlagen (kleine Metallröhrchen, die das Blutgefäß offen halten sollen) erneut nicht mehr fähig, ausreichend Blut zur Versorgung des kranken Herzmuskels zu liefern. Seine Frau wollte noch nicht glauben, dass Bronski, der ihr in den letzten zwölf Jahren alle Sorgen abgenommen hatte, das Ruder langsam gleiten lassen musste. Ihr weit ausgeschnittenes Seidenkleid über dem vollen Körper und die tiefbraune Haut strahlten zusammen mit den noch brauneren Augen eine enorme Vitalität aus.

Mein Wortreichtum, der mir in solchen Gesprächen nach langen Jahren der Erfahrung mit schwierigen Momenten inzwischen zur Verfügung steht, stockte bedenklich. Dazu trug die Anwesenheit einer zweiten Frau bei, die am Fenster stand, eine vornehme Frau in Bronskis Alter, die ich zuvor noch nicht kennengelernt hatte. Sie wirkte zerbrechlich und ihr hellgraues, teuer aussehendes Kostüm passte gut zu den Ringen, die sie an den Fingern beider Hände trug. Das konnte nur Bronskis erste Frau sein, und ich fürchtete Streitereien und in der Folge Verzögerungen meiner Visite.

Bronski sah jedoch weder besorgt noch sterbenskrank aus, als er mich mit ungebrochenem Besitzerstolz bekanntmachte: »Professor, darf ich Ihnen meine beiden Frauen vorstellen – Ingrid ist meine Geschiedene, Margot kennen Sie ja schon?« Beide Frauen ließen diese Provokation kommentarlos durchgehen, überhaupt sprach der ruhige Umgang der Frauen untereinander dafür, dass alte Kriege vergessen waren und

Bronski seine Angelegenheiten längst zur allgemeinen Zufriedenheit geregelt hatte.

Margot hatte ein wenig geweint als ich ihr, vor ihrem Mann, die Aussichtslosigkeit weiterer Therapien schilderte; sehr freimütig und umfassend erzählte sie, wie sich die beiden kennengelernt hatten. Sie war Verkäuferin in dem kleinen Duty-free-Shop des lokalen Flughafens gewesen war und er hatte dort regelmäßig für seine Freundinnen eingekauft. Mit welcher Konsequenz ausgerechnet dieser Mann seine erste Frau verlassen hatte und sie, die mittellose, schon über 40-jährige, alleinerziehende Mutter einer 15-jährigen Tochter nach der Scheidung heiratete, hatte sie sehr überrascht. Sein Tempo hatte beinahe den Anschein erweckt, als wolle er mit diesem Schritt eine Phase seines Lebens, in der er mit Hilfe von Liebes-Affären und Erfolgen im Beruf die Langeweile seiner Ehe überdeckt hatte, mit einer Art Geschäftsabschluss beenden.

Margot Bronski hatte sich nicht anders verhalten, als in ihren Beziehungen zuvor: stets bereit zu kurzfristigen Treffen, stets akzeptierend, wenn etwas dazwischen kam, stets dankbar lächelnd für die sich wiederholenden Reisemitbringsel. Ihre Ehe mit Bronski bezeichnete sie als Erfolg, die Rollen waren zur beiderseitigen Zufriedenheit verteilt, Margot war in ihrer völligen Abhängigkeit von Bronski, der stets alles entschieden und geregelt hatte, glücklich gewesen.

Angesichts der friedlichen Atmosphäre, die nun zwischen Bronski und »seinen« beiden Frauen herrschte, verließ ich das Krankenzimmer, nachdem ich dem Patienten den Sauerstoffschlauch wieder in die Nase gesteckt hatte, in dem durchaus etwas neidvollen Bewusstsein, dass Bronski sein Leben offensichtlich genossen hatte. Drei Tage später, deutlich früher als vorausgesagt, war Bronski tot.

In einer Art kurzem Tagtraum versunken, wie es mir gelegentlich geschieht, wenn einer meiner Patienten verstorben ist, rekonstruierte ich während einer ruhigen Minute nach der Stationsvisite vor einem Stapel Post sitzend, Bronskis letzte Minuten:

Zwischen vier und fünf wird es gewesen sein, die Amsel auf dem maroden Flachdach des Krankenhauses hatte schon eine Weile den milden Regen angesungen und das Klappern der Waschschüsseln die leeren Flure mit erstem Leben erfüllt, als er mit einem kurzen heftigen Schmerz in seiner schlaffen Brust erwachte. Zu rasch, um Angst empfinden zu können, glitt er in die Bewusstlosigkeit. Nach wenigen Minuten hob noch ein tiefer, seufzender Atemzug seine Brust, dann jagten letzte chaotische elektrische Ströme durch seinen vernarbten Herzmuskel, bis schließlich Totenstille im Zimmer eintrat. Die Krankenschwester, die Bronski kurz darauf fand, hatte ihn zu Lebzeiten nicht sonderlich sympathisch gefunden; wenn sie ihm den haarigen Rücken mit einem alten Waschlappen wusch, ertrug sie nur widerwillig seine saloppen Sprüche. Nun konnte sie den Gedanken, dass jetzt Zeit gewonnen war für die ersehnte Zigarette auf dem Balkon, nicht verdrängen.

In den Wochen vor dem Tod besteht oft ein sehr intensiver, manchmal fast intimer Kontakt zwischen dem Sterbenden, seinen Angehörigen und dem Arzt. Anders als sonst in solch engen zwischenmenschlichen Beziehungen, ist mit dem Tod für den Arzt jedoch die Bindung beendet. Der »Fall« wird meist schnell vergessen; Margot Bronski allerdings wollte nicht vergessen werden: Schon acht Wochen nach dem Tod ihres Mannes erschien sie in meiner Sprechstunde, um einen »Check-up« durchführen zu lassen.

Bei der Besprechung der Ergebnisse der mehr oder weniger sinnvollen Untersuchungen, entfernte sich das Gespräch rasch von den deutlich erhöhten Leberwerten der Patientin. Margot Bronski begründete diese nur flüchtig mit dem schönen, aber anstrengenden Leben, das sie nun führe. Die Verwaltung der hinterlassenen Millionen und insbesondere der riesigen Hazienda in Argentinien mit Tausenden von Stieren erfordere viel Einsatz. Auch hatte Herr Bronski einen schwer erziehbaren, bald 30-jährigen Sohn hinterlassen, der im Haus wohnte und schon immer zu Gewalttätigkeiten neigte. Jetzt forderte er nachdrücklich eine Erhöhung des monatlichen

Schecks. Gute Gründe für die Witwe, sich gelegentlich einen Cocktail zu mixen.

Margot Bronski erzählte schnell und heiter, und ihre braunen Augen glänzten. Nach zehn Minuten bemerkte ich eine gewisse Unruhe bei meiner Ambulanzärztin, sie sorgte sich offenbar, dass ich die Geduld der im Vorzimmer wartenden Patienten überstrapazieren könnte. Aus langer Erfahrung wusste sie, in welche Gefilde derartige Gespräch zwischen mir und den Patienten schweifen können. Frau Bronski nahm die Stimmung wahr und lud mich etwas überstürzt – sie habe sich nicht angemessen für die gute Betreuung ihres Gatten bedankt – in eines der teuren Restaurants der Stadt zum Essen ein. Sie konnte nicht wissen, dass ich die Lokalität von langweiligen, abendlichen Besprechungen mit einem Geschäftsführer unserer Klinikkette, die nie zu Ergebnissen geführt hatten, nicht in bester Erinnerung hatte. Dies war jedoch eindeutig nicht der Grund, warum ich, etwas unsicher zur Assistenzärztin blickend, von furchtbar viel Arbeit stammelte und mich schnell von meinem Stuhl erhob. Margot Bronskis Optimismus war nicht wirklich erschüttert, sie schaute mich nur viel sagend lächelnd an und sagte: »Wir bekommen das schon noch hin. Professorchen, wann soll ich wiederkommen?«

Wir hatten vereinbart, die Leberwerte in sechs Monaten zu kontrollieren, Margot Bronski wurde jedoch bereits nach einem knappen Vierteljahr mit starken Schmerzen, die sich in der Nacht nach einer geschäftlichen Besprechung mit reichlich Rotwein, wie ein Gürtel um den Oberbauch gelegt hatten, stationär aufgenommen. In der Notaufnahme hatte sie Dolantin, ein dem Morphium ähnliches Schmerzmittel injiziert bekommen. Bei der Frühvisite war sie fast wieder schmerzfrei, ihr dichtes Haar hatte sie kunstvoll frisiert und bereits den protzigen Schmuck wie einen Panzer angelegt, als ich mit einigen Assistenzärztinnen und Praktikantinnen zur Visite kam. Die Ärztin in der Notaufnahme hatte ihr mit der Effektivität der Einser-Abiturientinnen, die heute den

Großteil der Medizinstudenten ausmachen, die Diagnose bereits mitgeteilt: Durch C2 − Alkohol − induzierte Entzündung der Bauchspeicheldrüse. Die Computertomographie bestätigte den Verdacht, dass die Verdauungsenzyme, die in der Bauchspeicheldrüse produziert werden, bereits schweren Schaden angerichtet hatten: Das weiche Gewebe des Pankreas hatte sich zum Teil aufgelöst und ihre aggressiven Säfte hatten die Umgebung des Organs verdaut, so effektiv, wie sie es bei einem gerade verschlungenen Schnitzel erledigen. Es war eine breite Straße der Zerstörung in Margot Bronskis Innerem entstanden, die sich auf einem Muskel bis fast ins Becken zog.

Die Schwestern der Station revidierten in den folgenden Wochen ihre negativen Urteile, die sie während Bronskis Sterbezeit über seine Gattin gefällt hatten. Die von Neid geprägte moralische Entrüstung über die offensichtliche Geldheirat dieser Dame wich Hochachtung vor ihrer Tapferkeit. Sie ertrug die großen Schmerzen, Aufenthalte auf der Intensivstation, lange Phasen des Nahrungsverbots und allerlei andere mehr oder weniger hilfreiche medizinische Maßnahmen mit einer scheinbar unzerstörbaren guten Laune. Nach sechs Wochen hatte sie 20 kg abgenommen und akzeptiert, dass sie für den Rest ihres Lebens zuckerkrank geworden war, weil das Pankreas nicht mehr ausreichend Insulin produzierte − aber sie hatte überlebt.

Die täglichen Visiten können nicht immer medizinische Sensationen oder den Entlassungstermin zum Inhalt haben. Besonders an den Wochenenden, ohne die Anwesenheit der fleißigen Stationsärztinnen und dem enormen wochentäglichen Zeitdruck, der heute in allen Kliniken herrscht, sind die Arzt/Patient-Gespräche oft vertraulicher. Frau Bronski schien es ein wichtiges Anliegen zu sein, mir zu berichten, was sie in den Monaten seit Bronskis Tod erlebt hatte − auch, um ihren Alkoholkonsum zu rechtfertigen. Sie schien die privaten Katastrophen allerdings gut verarbeitet zu haben, ihre Stimme war ruhig, nie ängstlich.

Ich erfuhr, dass sie mit den vielen Herausforderungen seit Bronskis Tod schlicht überfordert war. Nicht nur, dass sie keine Ahnung von Finanzangelegenheiten hatte, ihr arbeitsloser Stiefsohn hatte sie immer wieder bedroht, stets sei es um Geld gegangen. Sie behauptete, die Polizei eingeschaltet zu haben, weil er sie geschlagen habe, sie hatte ihn gar aus dem Haus gewiesen, das jetzt ihr gehörte, aber er ließ sich nur vorübergehend abwimmeln. Auch die Reise nach Argentinien, um ihre Hazienda zu besuchen, war ein Desaster gewesen. Die Bilder eines herrschaftlichen Gebäudes und unendlicher Flächen, die nur in der Nähe des Hofs durch hohe Gatter umzäunt waren, verloren in ihrer Erzählung ihre zweifellos vorhandene Schönheit. Die Schilderung der ständig brennenden Sonne und des lähmenden Staubs in der heißen Luft vermittelte eine eher bedrückende Atmosphäre. Margot Bronskis Bericht über ihr schwieriges Verhältnis mit dem dortigen Verwalter verdeutlichte in wenigen Worten, dass sie Opfer eines brav verehelichten Gaucho-Machos gewesen war. Am Ende schwor sie, nie wieder nach Argentinien zu fliegen, Geschäfte hin oder her.

Nach der Entlassung aus der Klinik kam Margot Bronski regelmäßig in die Sprechstunde, denn es hatte sich als Folge der Gewebszerstörung eine riesige Zyste im Oberbauch gebildet. Diese, mit einer trüben Flüssigkeit gefüllte Blase, drückte auf den Magen und den Dünndarm, so dass die Nahrung die enge Strecke kaum passieren konnte. Schließlich aß die vitale Frau kaum noch und musste wieder stationär aufgenommen werden, um die Zyste zu beseitigen. Um eine Operation zu vermeiden, legte der Gastroenterologe mit der Hilfe eines Endoskops einen Schlauch vom Zwölffingerdarm aus in die Zyste hinein, um die Zystenflüssigkeit in den Darm ablaufen zu lassen und so den Druck zu verringern. Leider ohne Erfolg; das von abgestorbenen Zellen zähflüssige Sekret verstopfte den Schlauch schon kurz nach dem Einlegen. Immer wieder musste die Patientin auf die harte Liege der Endoskopie oder des Röntgens rutschen, gekleidet in die hinten nur durch ein einzelnes Bändchen am Hals notdürftig zusammen gehaltenen Nachthemden, wie sie in Krankenhäusern üblich sind. Mehrere Male wurde sie in Narkosen gelegt, die sie keinen Schmerz spüren ließen und sie bewusstlos den medizinischen Eingriffen auslieferten.

Die Zyste behinderte unverändert die Passage der Nahrung durch Magen und Darm – es blieb nur eine Operation, um die Zyste zu entfernen. Der junge, groß gewachsene chirurgische Chefarzt der Klinik, ein ehemaliger Profibasketballer, kam zum Einsatz. Er strahlt so viel Autorität aus, dass er meist nicht viel Zeit braucht, um Patienten von der Notwendigkeit seiner Eingriffe zu überzeugen, auch Bronskis Witwe leistete keinen Widerstand.

Endlich wurde die Zyste durch eine Operation entfernt und nach einigen Verzögerungen durch Infekte und Abszesse kam es allmählich zur Besserung. Ein Vierteljahr nach der stationären Aufnahme ging es Margot B. gesundheitlich wieder so gut, dass sie entlassen werden konnte. Sie stiftete dem Krankenhaus aus Dankbarkeit einen Videomonitor, weigerte sich aber fortan – was ich angesichts der Hazienda in Argentinien als Geiz interpretierte – die technischen Untersuchungen als Privatpatientin zu bezahlen. Lediglich meine Visiten und die Besprechungen durften in Rechnung gestellt werden; die Indikation zu den gut bezahlten Endoskopien und Sonographien wurde danach von allen Chefärzten deutlich seltener gestellt.

Im Verlauf einer Kontrolluntersuchung führte ich mit Margot Bronski eine spannende Diskussion zum Thema Zweiklassenmedizin, deren Existenz gerade wieder einmal von Gesundheitsminister und Kanzlerin wenig überzeugend geleugnet wurde. Margot Bronski bemerkte mit der Treffsicherheit einer Verkäuferin, die den Übergang zur Millionärswitwe nicht komplett bewältigt hatte: »Professor, ich weiß, dass Sie an meinen Erzählungen, die Ihre Visite verzögern, nichts verdienen, aber nächstes Mal dürfen Sie dann auch wieder ein Sono abrechnen, das bringt mehr!«

Zu den ambulanten Kontrolluntersuchungen erschien Frau Bronski nun in Begleitung eines mächtigen Exilrussen, den sie zu ihrem Privatsekretär und Bodyguard bestellt hatte. Dieser bewegte sich im Krankenhaus wie ein Raubtier, das seine Beute bewacht. Einmal fand ich die beiden im Wartezimmer auf einem der Kunstledersessel eng umschlungen vor, der Saum von Margots Seidenkleid war hochgerutscht und sie errötete unter der inzwischen wieder hergestellten künstlichen Bräune. Immerhin wirkte sie in dieser Zeit wieder sicherer und bestand auch nicht länger auf engmaschigen Kontrollen in der Ambulanz.

Fast ein halbes Jahr hatte ich Margot Bronski nicht gesehen, als ich an einem schönen Vorfrühlingstag (es muss der dritte Frühling nach Bronskis Tod gewesen sein) beim Frühstück ihre Todesanzeige in der Sonntagszeitung las. Ich weiß noch, dass ich als erstes Ärger empfand, es hatte ja ganz den Anschein, als habe sie das Vertrauen in mich verloren, sei zu einem anderen Arzt gegangen und in einem anderen Krankenhaus verstorben. Dieses Gefühl quälte mich noch bei der Frühbesprechung der Abteilung am Montagmorgen und meine schlechte Laune verleitete mich zu nörgelnden Fragen an den Diensthabenden der vergangenen Nacht.

Erst in den Mittagsstunden erfuhr ich durch einen Telefonanruf der Polizei, was geschehen war: Margot B. war von einer Penthouse-Terrasse aus dem zehnten Stock eines Wohnhauses in der Stadt gesprungen. Der freundliche Polizist fragte, ob ich als behandelnder Arzt eventuelle Anzeichen eines drohenden Suizides bemerkt hätte und ob es richtig sei, dass Frau Bronski vor fünf Tagen wegen Angstzuständen in unserer Notaufnahme gewesen sei.

Nein, ich hatte Margot Bronski bis vor einem halben Jahr als eine trotz einiger Schicksalsschläge lebensfrohe Frau kennengelernt, für drohenden Suizid hatte es keine Anzeichen gegeben. Nein, ich hatte von dem Aufenthalt in der Notaufnahme nichts mitgeteilt bekommen, würde mich aber erkundigen und zurückmelden.

Einen kurzen Moment war das Gefühl, versagt zu haben, überwältigend: Ich hätte mir mehr Zeit bei den Besprechungen mit Frau Bronski lassen sollen, sicher hätte sie mir von den Ängsten berichtet, war ich wegen der entgangenen Einnahmen zu kurz angebunden gewesen? Warum zum Teufel hatte mir niemand von der Vorstellung in der Notaufnahme berichtet?

Erleichtert stellte ich durch einen Blick auf den Dienstplan fest, dass eine erfahrene Ärztin, die wegen ihrer Kinder nur nachts und am Wochenende arbeitete, Dienst gehabt hatte. Alle wichtigen Informationen waren mit sauberer Handschrift im Aufnahmebogen festgehalten: Frau B. war an einem Sonntag gegen 11.30 Uhr in der Notaufnahme erschienen, wirkte orientiert, aber »etwas verstört« und gab an, sie habe Angst, vergiftet zu werden. Frau Dr. H. veranlasste das Notwendige: Screeninguntersuchungen des Urins und des Bluts auf die häufigsten Giftstoffe, Barbiturate und andere Medikamente sowie ein psychiatrisches Konsil. Die Laboruntersuchungen, die in den Abendstunden eintrafen, erbrachten keine Hinweise auf Intoxikation. Der Psychiater diagnostizierte eine »beginnende Angstneurose«, die ambulant psychiatrisch behandelt werden könne, und ausdrücklich keine Anzeichen einer Suizidalität. Frau Bronski verließ nach der psychiatrischen Untersuchung gegen den Rat von Frau Dr. H., die mir die Patientin gern am nächsten Morgen gezeigt hätte, das Krankenhaus. Ihr Leibwächter holte sie um 21.30 Uhr aus der Notaufnahme ab.

Ich informierte die Polizei, die die Angelegenheit der Staatsanwaltschaft übergeben hatte. Der zuständige Staatsanwalt, den ich, immer noch unruhig, anrief, kannte allerdings bereits die ganze Geschichte über den gewalttätigen Stiefsohn und den zwielichtigen Leibwächter. Trotzdem schilderte ich noch einmal meinen Eindruck, dass sich Frau Bronski in der Vergangenheit weder von den Herausforderungen nach dem Tod ihres Mannes, noch von ihrer schweren Erkrankung hatte erschrecken lassen; an einen Suizid könne ich nicht glauben, und der Staatsanwalt versicherte, er werde allen Hinweisen nachgehen. Weder seine Nachforschungen, noch die gerichtsmedizinische Untersuchungen ergaben allerdings stichhaltige Hinweise auf Mord.

II.

Fast ein Jahr später bat mich Margot Bronskis Tochter um ein Gespräch. In meinem Sprechzimmer begegnete mir eine unscheinbare Frau Ende zwanzig mit dunkelblondem, halblangem Haar. Ihre recht nachlässige Kleidung verriet, dass es für sie Wichtigeres als Mode gab. Sie setzte sich auf den Stuhl, den auch ihre Mutter immer gewählt hatte, mit dem Rücken zum Fenster, das blasse Gesicht im Halbschatten. Die blaugraue Farbe ihrer Augen verriet keine Verwandtschaft mit ihrer Mutter, deren grüne Augen immer so lebensfroh geleuchtet hatten. Es war das Vertrauen, das diese Frau, die ich nie zuvor gesehen hatte, mir gleich zu Beginn des Gespräches entgegenbrachte, diese Offenheit war es, die mich an Margot B. erinnerte. »Glauben Sie, dass sich meine Mutter umgebracht hat?« Die Betonung jeder Silbe der Frage verriet, dass sie es jedenfalls nicht glauben wollte, und wie wichtig diese Frage für sie war.

Ich schilderte ihr, was ich von ihrer Mutter erfahren und wie ich sie in unseren Begegnungen erlebt hatte. Wie immer in den Gesprächen mit den Angehörigen meiner verstorbenen Patienten nahm ich an, dass es auch bei dieser jungen Frau der Versuch war, ihre Trauer aufzuarbeiten, der sie hergetrieben hatte. Wahrheitsgemäß berichtete ich, wie ihre Mutter den Tod ihres Mannes und ihre schwere Krankheit in aus meiner Sicht bewundernswerter Weise bewältigt hatte. Ich erzählte ihr von der Achtung, die sie bei den Krankenschwestern erworben hatte. »Nein, ich kann mir auch nicht vorstellen, dass Ihre Mutter sich selbst getötet hat, es sei denn, ich hätte mir über Jahre hinweg ein falsches Bild von ihr gemacht. Wie hat sie sich in den letzten Monaten vor ihrem Tod denn verhalten? Hat sie sich verändert?«

Die Tochter wirkte erleichtert, endlich jemanden gefunden zu haben, den ihre Mutter auch getäuscht hatte, denn auch ihr war Margot B. stets voller Optimismus begegnet. Die junge Frau konnte sich nicht vorstellen – und so ging es mir ja auch –, welche Verzweiflung groß genug gewesen sein könnte, ihre starke Mutter in den Freitod zu treiben. Die Tochter hatte ihre Mutter in den 14 Tagen vor ihrem Tod nicht gesehen, auch telefoniert hatten sie nicht. Von der Angst, vergiftet zu werden, die ihre Mutter sogar ins Krankenhaus getrieben hatte, hatte sie keine Ahnung gehabt.

Die Polizei hatte die wenigen Freundinnen der Verstorbenen befragt, der Leibwächter war vernommen worden und die Putzfrau. Man hatte die wirtschaftliche Lage von Frau Bronski unter die Lupe genommen und die Nachbarn besucht. Der Abschlussbericht endete mit dem Satz: »Sturz aus großer Höhe ohne Fremdeinwirkung. Am ehesten Selbsttötung bei drohender Insolvenz.«

Die Tochter erzählte alles, was sie sich zum Freitod der Mutter zurechtgelegt hatte; mich musterte sie ein wenig zweifelnd, während sie ab und zu nach Worten suchte. Ich lächelte unbehaglich, suchte ebenso wie sie nach einer Erklärung dafür, dass ich nichts von dieser Verzweiflung bemerkt hatte, und hörte weiter zu – ich wollte erfahren, was meine Patientin in den Tod getrieben hatte.

Margot Bronski hatte in den letzten Jahren die finanziellen Angelegenheiten in die Hände ihres ehemaligen Leibwächters gelegt, der in Russland so etwas wie Betriebswirtschaft studiert hatte. Wo das viele Geld und letztlich auch der hohe Verkaufserlös für die Hazienda in Argentinien hingeflossen waren, konnten später weder Mutter noch Tochter rekonstruieren.

Kurz vor ihrem Tod war die einst wohlhabende Witwe in eine einfache Zwei-Zimmer-Wohnung gezogen; sie lebte von einer Rente und den Verkäufen ihres verbliebenen Schmucks. Ein-, zweimal die Woche zog sie eines ihrer alten Seidenkleider an und machte Besuche: bei ihrer Tochter und den wenigen der reichen Freundinnen, die noch mit ihr verkehrten. Sie soll gelesen haben; so fand die Tochter ein Buch über Hinduismus, Frauenromane und auch eines über Argentinien. Der Leibwächter wie der gewalttätige Stiefsohn tauchten immer wieder bei Margot Bronski auf und prüften, ob sie ihr etwas abnehmen konnten. Vielleicht war einer dieser Besuche auslösend für die Angst, die Margot B. in die Notaufnahme hatte flüchten lassen, darüber konnte auch die Tochter nur spekulieren. Unterhaltungen zwischen Mutter und Tochter drehten sich um die Vergangenheit; irgendwann hatte Margot B. zu ihrer Tochter, als sie über ihre Erfahrungen mit Männern sprach, gesagt: »Selbst ein Entenpaar ist im Frühjahr zärtlich zueinander. Die Männer, mit denen ich in meinem Leben zu tun hatte, haben mich gar nicht wahrgenommen.«

Wir diskutierten noch eine Weile darüber, ob die Rolle der Frauen in unserer Gesellschaft wirklich dabei war, sich zu verändern. Offensichtlich überzeugte ich die Tochter von Margot B. nicht, als ich auf die zunehmende Zahl der Ärztinnen im Krankenhaus verwies, ohne auf die unverändert männliche Hierarchie in den Kliniken einzugehen. Mein Blick streifte das kleine Bild mit dem Holzschnitt aus dem 17. Jahrhundert, das Frauen bei der Pflege von Patienten in einem großen Krankensaal zeigt. Dann schilderte sie mir noch kurz, wie sie den letzten Tag im Leben ihrer Mutter rekonstruiert hatte.

An jenem Morgen hatte Frau Bronski schon früh wieder getrunken, eine leere Flasche Rotwein blieb auf ihrem Küchentisch zurück, ansonsten befand sich alles an seinem Platz. Sie ging zu Fuß in die Stadt, klingelte unangemeldet bei einer Freundin, die im Zentrum eine Wohnung im zehnten Stock besaß, schob die Überraschte ohne sie anzusehen zur Seite, marschierte zwischen den eleganten Ledersesseln hindurch auf den großen Balkon, rückte entschlossen eine Rattanliege aus dem Weg, der sie geradewegs auf die Brüstung zuführte, die sie mit erstaunlicher Leichtigkeit überwand, und dann ließ sie sich, ohne zu zögern, in die Tiefe fallen.

Große Stimmen

Es war während der Weihnachtstage 1957, als Inge S. bemerkte, dass sie schwanger war. Ein halbes Jahr zuvor hatte die 19-Jährige ihren Kindergartenfreund Erwin geheiratet. Die beiden wohnten seither in einer kleinen, hellen Neubauwohnung am Rande der Stadt. Erwins Beruf als Ingenieur machte ihm Freude und er schien in der Volkswagenfabrik vor Ort genau am richtigen Platz zu sein. Die Schwangerschaft passte in ihrer beider Gefühl, dass ein wunderbares gemeinsames Leben vor ihnen liegen würde. Ende September machte Inge eine Grippe mit Fieber und Gliederschmerzen durch, die nach einigen Tagen von selbst abklang. Die flüchtigen roten Flecken im Gesicht und am Hals führte sie auf das Fieber zurück und beachtete sie nicht weiter.

Im Juni 1958 wurde Friederike geboren, ein hübsches Mädchen mit überraschend vielen, schwarzen Haaren, wie sie auch ihre Mutter bei der Geburt gehabt hatte. Am Morgen nach der Geburt, Inge hatte erschöpft und wunderbar tief geschlafen – das erste Stillen in der Dämmerung des späten Abends hatte geklappt wie am Schnürchen – war sie überrascht, als nicht die Kinderschwester mit Friederike, sondern der alte Chefarzt der Frauenklinik, den sie nur von den Bildern im Flur kannte, an ihr Bett trat. Etwas umständlich zog er einen Stuhl heran und setzte sich neben sie. Als er den Kopf hob und sie seinen Gesichtsausdruck sah, erschrak sie so heftig, dass sie glaubte, ihr Herz würde aufhören zu schlagen. »Ist etwas mit Friederike?« Der alte Arzt zögerte kurz, dann antwortete er, jedes Wort sorgfältig wählend: »Sie hat die Geburt wunderbar überstanden und sie hat die Konstitution für ein langes Leben!« Nach einer sekundenlangen Pause fuhr er fort: »Wir glauben, dass Sie in Ihrer frühen Schwangerschaft die

Röteln gehabt haben. Die verdammte Krankheit kann in der Entwicklung des Embryos großen Schaden anrichten – bei Friederike sind es die Augen. Wir glauben, dass sie nicht sehen kann!«

Trotz der Vorbereitung durch den Arzt spürte Inge das ganze Ausmaß der Tragödie erst, als Friederike das erste Mal in ihren Armen die Augen öffnete. Die Augen der Kleinen schienen eigentümlich verkleinert, die Linsen waren nicht klar, die Pupillen nicht schwarz, sondern wirkten wie trübgrauer, dichter Nebel.

Inge S., eine patente Frau und gelernte Buchhalterin, entschied zusammen mit ihrem Mann, den Beruf aufzugeben, nachdem sie den ersten Schmerz überwunden hatte. Sie kniete sich mit aller Kraft in die Aufgabe, ihrer Tochter ein halbwegs normales Leben und eine sichere Zukunft zu ermöglichen. Durch liebevolle und unablässige Anleitung schaffte sie es, dass Friederike schon beim Krabbeln Stuhl- und Tischbeine erahnte und sich kaum irgendwo anstieß. Die Mutter lernte gemeinsam mit Friederike die Blindenschrift – die Geburt des Sohnes Rainer wurde wie nebenbei abgewickelt. Bei der Einschulung gingen die Kämpfe mit einigen Lehrern und Eltern von Mitschülern los. Inge S. akzeptierte nie, dass für viele die Behinderung ihres Kindes im Vordergrund stand, nicht aber die speziellen Begabungen. Das große Talent für Musik war bei der kleinen Friederike bald aber nicht mehr zu verkennen, die Mutter hatte viel mit Friederike gesungen, sie selbst war ja im Kinderchor gewesen und Erwin spielte passabel Klavier; die Genauigkeit aber, mit der Friederike schon bald die Töne traf und die Begeisterung, mit der sie neue Lieder einübte, überraschte alle. Die Familie wandte sich an die örtliche Musikschule in der alten Jugendstilvilla am Rande des Stadtwaldes. Friederike erhielt zusätzlichen Privatunterricht und als sie älter wurde, offenbarte sich, dass sie über eine wunderschöne, klare Sopranstimme verfügte.

Ihre ganze Kraft ließ Inge S. von nun an in die Ausbildung ihrer Tochter einfließen. Friederike wurde zum Unterricht gefahren, nur die besten Gesangslehrer durften sie unterrichten, alles Ablenkende wurde von ihr ferngehalten. Die Mutter arbeitete jetzt wieder halbtags, um das nötige Geld in die Familienkasse zu bringen. Als Friederike zwölf Jahre war, folgte die erste Teilnahme an »Jugend musiziert«, schon sieben Jahre später die Aufnahme in die Musikhochschule. Mutter und Tochter reisten zusammen nach Mailand und Baltimore, um die Gesangsausbildung zu vervollständigen, die Mutter machte den Haushalt, die Tochter arbeitete mit Leidenschaft an ihrer Stimme.

Mutter und Tochter litten gemeinsam nach den ersten Niederlagen und Enttäuschungen, die sich vor allem im Ausbleiben von Angeboten zu Konzertengagements zeigten. Allmählich befürchtete Inge S., ihrer Tochter drohe das Schicksal einer unbedeutenden Sängerin im Opernchor irgendeiner Provinzstadt, was nach ihrer Ansicht weit unter den Möglichkeiten von Friederikes Können lag. Und stets drückte sie die Sorge, was aus Friederike werden sollte, wenn Erwin und sie selbst nicht mehr für ihre Tochter würden sorgen können. War die Entscheidung für eine Gesangskarriere womöglich falsch gewesen? Eine Karriere als Solistin einer Opernbühne schien ausgeschlossen, die Blindheit ein unüberwindbares Hindernis. Doch Fortuna oder der Zufall meinten es gut mit der jungen Sängerin, es folgten erste Engagements, öffentliche Solo- und schließlich vereinzelte Rundfunk- und Fernsehauftritte.

Die wirklich großen Erfolge traten nicht in Deutschland ein. In Amerika, dem Land, das eine spezielle Bewunderung für Einzelschicksale und zähe Kämpfer aufbringt, trat die junge Sopranistin mit einer getönten Brille in einer großen Fernsehshow auf, wodurch Friederike der entscheidende Durchbruch gelang: Ein Plattenvertrag folgte dem anderen. Nun war auch genug Geld vorhanden, um die nötige Assistenz und Hilfe für Friederike bezahlen zu können; allmählich wollte sich die junge Frau von der Mutter lösen, die sich jedoch nur zögernd zurückzog. Sohn und Ehemann waren froh, Inge S. wieder mehr bei sich zu sehen und nahmen gern die aufopfernde Sorge, die nun ihnen galt, in Anspruch.

Seit der Geburt der Tochter hatte sich Inge S. keinerlei Gedanken um ihre eigenen Bedürfnisse und Wünsche gemacht, geschweige denn, dass sie in den dreißig Jahren auf ihre Gesundheit geachtet hätte oder je beim Arzt gewesen war. Nun sah sie im Spiegel, wie sehr sie äußerlich gealtert war, sie spürte eine große Erschöpfung und suchte sich schließlich, nachdem auch ein langer Urlaub keine Besserung gebracht hatte, einen Hausarzt. Die Ergebnisse der Untersuchungen ergaben jedoch keine Besorgnis erregenden Befunde: Der Blutdruck war mit 150/90 mm Hg erhöht, das Herz gering vergrößert und die arteriellen Blutgefäße am Hals zeigten erste Anzeichen von Arteriosklerose. Es wurden ein Blutdruckmedikament verordnet und regelmäßige Kontrollen vereinbart.

Die nächsten Jahrzehnte erwiesen sich weiterhin als anstrengend: Inge S. versorgte Ehegatten und Sohn, bis der junge Mann auszog, sie fuhr, wann immer möglich, zu den Konzerten ihrer Tochter und über weite Phasen lebte sie auch bei Friederike. Es war eine ständiges Hin- und Hergerissensein, stets plagte sie der Kummer, ihren Pflichten nicht gerecht zu werden. Nie nahm sie Rücksicht auf ihren Körper, die Protokolle der unregelmäßigen Arztbesuche dokumentierten einen weiteren Anstieg des Blutdrucks, trotz steigender Dosis und Zahl an Blutdruckmedikamenten, im EKG wurden vereinzelte Herzrhythmusstörungen festgestellt, die Nieren verloren etwas Eiweiß über den Urin und ihre Funktion begann schlechter zu werden.

Im Mai 2006, Inge S. war inzwischen 73 Jahre alt, sollte Friederike in Los Angeles den Grammy für das beste klassische Gesangsalbum des Jahres überreicht bekommen. Voller Vorfreude flog die Mutter bereits vier Tage vor dem großen Ereignis über den Atlantik, um sich ausreichend in L.A. vom anstrengenden Flug erholen zu können. Es ging ihr schon am Flughafen in Deutschland nicht so gut, die Rolltreppe, die zur

Abflughalle des Flughafens führte, war ausgefallen und als sie ein knappes Dutzend der Stufen hinaufgestiegen war, musste sie eine Pause einlegen, um wieder zu Atem zu kommen. Ihr Mann Erwin, der zu Haus blieb, beobachtete besorgt von einem Fenster im Flughafengebäude aus, wie sich seine Frau wieder auf den Weg machte, die verbliebenen Stufen hinaufzusteigen. Glücklich im Flugzeug, setzte sie sich stolz auf ihren Platz in der ersten Klasse. Sie war inzwischen eine Persönlichkeit des öffentlichen Interesses, jeder kannte ihre Tochter, die meisten wussten, welchen Anteil die Mutter an Friederikes Karriere gehabt hatte und insofern gewährte ihr die Lufthansa stets ein »upgrading«. Dieses Mal kam sie jedoch gar nicht recht dazu, die Vorzüge dieses Privilegs zu genießen, Inge S. war so erschöpft, dass sie nach der Einnahme einer Schlaftablette noch vor dem Abheben der Maschine einschlief und erst kurz vor der Zwischenlandung in Houston mit brennendem Durst wieder aufwachte.

Endlich in Los Angeles, trat sie bei strahlendem Sonnenschein aus dem Flugzeug, aber schon die wenigen Meter von der Flugzeugtreppe, die sie mühsam hinuntergeklettert war, bis zum wartenden Bus auf dem Rollfeld ließen sie nach Luft ringen. Im Flughafengebäude wurde sie von einem riesig neben ihr aufragenden, hilfsbereiten Farbigen mit Schirmmütze im Rollstuhl zur Passkontrolle geschoben. Als sie die Schuhe zur Durchleuchtung bei der Sicherheitskontrolle ausziehen musste, sah sie, dass ihre Socken die deutlich geschwollenen Unterschenkel stark eingeschnürt hatten, rasch zog sie die Hose herunter, damit niemand etwas davon bemerkte. Ein Fahrer von Friederikes Plattenfirma holte sie am Ausgang der letzten Kontrollstation ab und lenkte den Rollstuhl zu einer großen, weißen Limousine.

Eine gute Dreiviertelstunde später lag sie in ihrem Hotelbett, stapelte, um Luft kämpfend, alle Kopfkissen des Doppelbettes unter ihren Rücken und überlegte, was zu tun sei. Auf gar keinen Fall durfte sie ihre Tochter vor dem großen Auftritt in zwei Tagen beunruhigen oder gar damit belasten.

Entschlossen entschied sie sich, zunächst einmal die doppelte Dosis von den Wassertabletten, die sie zur Behandlung ihres Bluthochdrucks verordnet bekommen hatte, einzunehmen und sich im Bett von den Strapazen der Reise auszuruhen. In den nächsten 48 Stunden lebte sie von Salzcräckern und Hamburgern, dem billigsten Gericht auf der »Room Service«-Karte des Luxushotels. Ihre Tochter, die sie im Hotel besuchte, beruhigte sie, sie habe eine Erkältung und sie solle sich bitte keine Sorgen machen. Zwei Stunden vor der Preisverleihung im Staples Center von Los Angeles wurde die stolze Mutter, die sich mühsam in ihr festliches schwarzes Kleid gezwängt hatte, abgeholt. Den Luftmangel, die wiederum geschwollenen Unterschenkel sowie den trockenen Mund und die Schwäche schob sie resolut beiseite.

Inge S. erlebte die Preisvergabe an ihre Tochter von der ersten Reihe aus, die Fernsehbilder zeigten sie als eine kleine, magere Frau mit weitaufgerissenen Augen, zart geröteten Wangen und einem leicht geöffneten Mund, die deutlich sichtbar (die Zuschauer zu Hause meinten »... vor Aufregung?«) zu schnell atmete. Nach der Pause, die direkt auf die Preisübergabe an die Tochter folgte, konnte Erwin, der alles in Deutschland am Fernsehen verfolgte, seine Frau auf den Bildern nicht mehr finden, ihr Platz war leer.

Inge S. hatte den Stimmen der Preisträger ergriffen gelauscht und als ihre Tochter auf die Bühne geführt und mit tosendem Beifall begrüßt wurde, empfand sie das wie den Höhepunkt und die Erfüllung ihres Lebens. Während die Zuschauer um sie herum aufstanden und in die Pause strömten, blieb sie sitzen, der nette schwarze Chauffeur musste ihr aufhelfen. Nach wenigen Schritten brach sie jedoch zusammen, die schönen Stimmen klangen noch in ihren Ohren, wurden aber übertönt von einem lauten pulsierenden Brausen und ebenso pulsierenden Kopfschmerzen. Vor allem aber glaubte Inge S., ersticken zu müssen.

Ein klappriger Notarztwagen brachte sie mit Riesengeheul in die nächstgelegene Notaufnahme. Der schon im

Krankenwagen verabreichte Sauerstoff half ihr umgehend, der Kampf um Luft ließ nach. Sie wurde auf einer schmalen Trage, deren Kopfteil hochgestellt war, durch abgestoßene Türen in das Krankenhaus geschoben und nahm wie durch einen Nebel wahr, dass der Flur der Notaufnahme von Menschen aller Hautfarben überquoll. Ein Durcheinander von rufenden, schreienden und klagenden Stimmen erfüllte nun ihre Ohren, das Pulsieren in ihrem Kopf blieb aber wie der Takt einer riesigen Trommel im Hintergrund. Der Schwarze war neben ihr geblieben und tat sein Bestes, doch erst nach einer endlos erscheinenden Stunde und dem deutlichen Hinweis auf die Grammy-Preisträgerin erschien eine Schwester, schließlich ein asiatischer Arzt. Nach weiteren vier Stunden war Inge S. endlich in einem Zimmer mit zwei anderen Frauen untergebracht. Die Mediziner arbeiteten routiniert und gut, als am nächsten Morgen ihre Tochter ins Zimmer geführt wurde, standen schon die Diagnosen auf dem Kurvenblatt an ihrem Bett: Erstens Congestive Heart Failure, NYHA IV; Zweitens Hypertensive emergency, Drittens Acute renal failure. Also: Schwere Herzinsuffizienz bei hypertensiver Krise und Akutes Nierenversagen.

Inge S. war mit Medikamenten zur Blutdrucksenkung und harntreibenden Medikamenten intravenös behandelt worden; sie hatte sehr gut auf die Therapie angesprochen, schon zwölf Stunden später hatte sie drei Liter Flüssigkeit verloren und der Blutdruck war von 220/110 mmHg auf 150/100 mmHg gefallen. Die Nierenfunktion blieb bei etwa 30 % des Normalwertes, der Kreatininwert betrug auch bei der Entlassung am übernächsten Tag 1,9 mg/dl (normal 1,3 mg/dl).

Friederike war im Krankenhaus zu Besuch gekommen, zugleich aber schien sie sehr mit einer neuen Plattenaufnahme beschäftigt. So flog die Mutter, die sich plötzlich einsam fühlte, kurz darauf nach Deutschland zurück.

In der Krankenakte von Inge S. sind in den folgenden drei Jahren noch zwei weitere Krankenhausaufenthalte vermerkt.

Das klinische Bild war stets ähnlich: Wasseransammlung mit Gewichtszunahme, Blutdruckkrise und Nierenversagen. In Deutschland währten die Krankenhausaufenthalte jeweils zwischen zwei und drei Wochen, die private Krankenversicherung veranlasste die Ärzte zu besonders gründlichen Untersuchungen, vor allem aber mussten die Auswirkungen neuer Medikamente abgewartet werden. Jeder dieser Krisen waren besondere Ereignisse vorangegangen: Einmal hatte die Patientin wegen starker Rückenschmerzen viele Schmerzmittel (Ibuprofen, Voltaren) einnehmen müssen, das zweite Mal war es eine Durchfallerkrankung, unter der sie über mehr als fünf Tage gelitten hatte.

2008 musste Inge S wieder ins Krankenhaus, erneut war sie sehr überwässert mit Ansammlungen von Wasser in den Lungenbläschen – Lungenödem – und dem Gewebe der Beine, der Blutdruck betrug 230/120 mmHg. Nun wurde von einer sehr schlechten Nierenfunktion gesprochen. Die Medikamente halfen nur kurz, die Nieren arbeiteten so schlecht, dass die Übelkeit und auch die Schläfrigkeit auf eine Vergiftung durch nicht über den Urin ausgeschiedene Gifte zurückgeführt wurden. Schließlich kam trotz hoher Medikamentendosen gar kein Urin mehr und das behandelnde Krankenhaus schlug Erwin eine Verlegung in unsere Klinik zur Blutwäsche und Entwässerung mit Hilfe einer Dialyse vor. Seine Frau konnte nicht mehr befragt werden und als sie bei uns eintraf, war sie künstlich beatmet und mit Medikamenten ins Koma versetzt worden.

Als ich Inge S. das erste Mal sah, wirkte sie, umgeben von dem Beatmungsgerät, den Überwachungsmonitoren, die einen Blutdruck von 210/110 mmHg zeigten und der vorbereiteten Dialysemaschine, klein und zerbrechlich. Die Beine waren massiv angeschwollen, so dass feine Äderchen der Haut geplatzt waren und zu Einblutungen geführt hatten. Das Wasser schien förmlich durch die gespannte Haut zu schimmern. Der Bauch wirkte aufgetrieben, hier hatte sich Wasser angesammelt, und im Brustkorb lag ein dicker Drainageschlauch, über den das Wasser, das sich zwischen Lunge und Rippen gesammelt hatte, abfließen konnte. Die Beatmungsmaschine konnte nur mit hohem Druck die Flüssigkeit aus den Lungenbläschen drücken und so die ausreichende Sauerstoffversorgung des Blutes gewährleisten.

Erwin S. stand ängstlich neben dem Bett und wollte mich unbedingt sofort sprechen. Gleich nach der Visite trafen wir uns in meinem Büro. Verglichen mit seiner Frau, schien der 78-Jährige sehr gesund; er saß aufrecht, vorgebeugt auf der Kante des Sessels vor mir. Der Schweiß stand auf seiner Stirn und seine Hände zitterten, man sah die große Sorge um das Leben seiner Frau in seinen Augen.

Offenbar quälte ihn aber vor allem ein anderes Problem: «Meine Frau hat eine Patientenverfügung unterzeichnet, sie wollte keine Apparate, die sie am Leben halten, sie hatte scheinbar auch keine Kraft mehr, weil sie immer Luftnot und Kopfschmerzen hatte, ich habe das mit der Verfügung den Ärzten nicht gesagt und jetzt weiß ich nicht, wie es weitergehen soll! Sie ist schon an der Atemmaschine und jetzt wollen Sie auch noch eine künstliche Niere anschließen, dass kann ich doch gar nicht zulassen!» Er stieß die Worte schnell über seine Lippen. Es fiel mir schwer, ihn zu beruhigen, auch der Hinweis, dass seine Frau jetzt keine Schmerzen hätte, konnte ihm nicht die Angst nehmen, gegen ihren Wunsch zu handeln. Ich versicherte ihm, dass wir die Beatmungsmaschine nicht weiter einsetzen würden, wenn die Situation keinerlei Hoffnung mehr bot und dass wir zunächst nur wenige Tage mit den Maschinen überbrücken würden, um festzustellen, ob Herz und Niere wieder allein arbeiten könnten. Er wurde erst etwas ruhiger, als er voller Stolz aus dem Leben seiner Frau erzählen und über die medizinischen Befunde und Krankenhausaufnahmen der letzten Jahre berichten konnte. Erwin S. hatte alle Entlassungsbriefe bei sich, so dass ich schnell einen Überblick gewinnen konnte.

Ich war mir zunächst nicht im Klaren darüber, wozu ich Erwin raten sollte; seine Frau benötigte dringend die

Dialysebehandlung, um das Wasser aus ihren Lungen und die Gifte aus ihrem Blut zu entfernen – nur so würde sie die nächsten Tage überstehen können. Andererseits hatte sie bei vollem Bewusstsein eine Patientenverfügung, die all diese Maßnahmen eigentlich ausschloss, unterzeichnet.

Die von Juristen, Medizinethikern, Politikern und einzelnen Kirchenvertretern propagierten Patientenverfügungen können für Ärzte, die unbekannte Patienten in einer hoffnungslosen Situation behandeln sollen, wichtige Hinweise geben. Sie können aber auch sehr problematisch für die behandelnden Ärzte sein, wenn sie den Eindruck haben, dass ein Patient wieder völlig gesund werden kann – allerdings nur mit einem vorübergehenden Einsatz von »Maschinen«. So beispielsweise, wenn eine kurzzeitige maschinelle Beatmung nötig ist, damit Antibiotika ihre Wirkung zur Heilung einer Lungenentzündung entfalten können, oder eine Dialyse ein vorübergehendes Nierenversagen überbrücken könnte. Dies ist besonders kritisch, wenn bereits relativ junge und gesunde Menschen solche Patientenverfügungen unterschreiben.

Die Patienten wollen vor allem keine chronische Maschinenbehandlung, wenn sie eine Patientenverfügung unterzeichnen. Dabei verfolgt sie die Horrorvision, dass sie, ohne sich wehren zu können, ein langes Leiden an Apparaten würden ertragen müssen. Kein Schriftstück der Welt kann aber die vielen Möglichkeiten des Verlaufs einer Krankheit erfassen und schon gar nicht ein notarielles Formular. So bleibt es oft den Ärzte überlassen, aus den Angaben der Patienten und Angehörigen herauszuhören, was in der akuten Situation wirklich vom Patienten gewünscht wird. Im Fall von Inge S. konnte ich ihrem Ehemann nicht sicher voraussagen, wie es weitergehen würde. Eine Verdachtsdiagnose war mir allerdings während des Gespräches durch den Kopf gegangen, die mich ganz ungeduldig werden ließ: Falls diese bei Inge S. tatsächlich vorlag, konnten wir ihr schnell und wirksam helfen.

Die Krankengeschichte mit den immer wiederkehrenden, relativ plötzlichen Wassereinlagerungen, zusammen mit

Blutdruckkrisen und Nierenversagen, wie sie Inge S. erlebt hatte, ist sehr typisch für das Vorliegen einer Durchblutungsstörung der Niere durch eine sogenannte Nierenarterienstenose. Eine solche starke Verengung (meist durch Arteriosklerose) einer oder beider Arterien, die die Nieren mit Blut versorgen, setzt einen dramatischen Mechanismus in Gang: Feine Sensoren in der Niere registrieren die verminderte Durchblutung, dies führt zu einer Freisetzung von Hormonen. Diese wiederum steigern den Blutdruck im ganzen Körper so stark, dass mehr Blut und damit mehr Sauerstoff in die Nieren transportiert wird. Gleichzeitig reduzieren die Hormone ausgesprochen schnell und effektiv die Ausscheidung von Salz und Wasser durch die Nieren – auch dies mit dem Ziel, den Blutdruck zu steigern. Dieser Mechanismus ist oft lebensrettend in Situationen, in denen der ganze Körper schlecht durchblutet wird, zum Beispiel nach einer Blutung oder starkem Wasserverlust bei Durchfall. Im Fall einer Nierenarterienstenose kann dieser Regelmechanismus schädlich sein: Es kommt zu einer Blutdruckkrise und zu einer Überwässerung, also Wasser u.a. in den Beinen und der Lunge. Das ursprünglich lebensrettende System der Gegensteuerung durch Hormonfreisetzung bei schlechter Nierendurchblutung bedroht plötzlich das Leben.

Man kann sich vorstellen, dass der Körper eben nicht dafür »ausgerüstet wurde«, so alt zu werden, wie es heute die Regel ist. Es war »nicht vorgesehen«, dass altersbedingte Arterienverkalkung die Nierenarterien verengen könnte. Der menschliche Körper hat ein Regelsystem, das in grauen Vorzeiten, als es noch eine höhere Gefahr von Verletzungen und Durstphasen gab, nützlich war.

Die Berichte aus den Krankenhäusern und das, was Erwin S. erzählte, erschien geradezu klassisch: Sowohl die Phase des langen Durstes während des Fluges nach Los Angeles, die salzigen Hamburger, später die Durchfallerkrankung und die Einnahme der Schmerztabletten (jeweils vor den Krisen) setzen den Regelmechanismus in Gang und führen zu

Bluthochdruck, Nierenschäden und Überwässerung, falls eine Nierenarterienstenose vorliegt.

Warum elektrisierte mich nun dieser vage Verdacht, dass Inge P. eine Nierenarterienverengung haben könnte? Warum riet ich aus diesem Grund dem Ehemann dringend, trotz der Patientenverfügung, eine Dialyse zu versuchen? Eine Stenose – Engstelle – in Gefäßen lässt sich heute elegant mittels eines Katheters, an dessen Ende ein kleiner, aufblasbarer Ballon angebracht ist, aufdehnen. Dies kann man an den Herzkranzgefäßen, an den großen Halsgefäßen, den Beinarterien und eben auch an den Nierenarterien mit äußerst geringem Risiko durchführen. Im günstigsten Fall lässt sich durch diese Maßnahme und eventuell die gleichzeitige Einlage eines kleinen Rohres aus Metall oder Kunstoffen – Stent – ein Herzinfarkt, ein Schlaganfall, eine Beinamputation oder eben Hochdruckkrisen mit Herz- und Nierenversagen verhindern. Dazu kommt, dass Verengungen der Nierenarterien mit Hilfe einer speziellen Ultraschalluntersuchung – farbkodierte Duplexsonographie – meist problemlos aufzuspüren sind.

Mein Rat an Erwin S. war also klar: »Lassen Sie uns überprüfen, ob eine Engstelle der Nierenarterien bei Ihrer Frau nachweisbar ist! In diesem Fall besteht eine gute Chance, dass sich Niere und Herz wieder erholen und der Bluthochdruck sich nach einer Aufweitung der Engstelle bessert. Wenn wir diese Chance haben, würde ich auch dringend dazu raten, vorübergehend eine Dialysebehandlung durchzuführen, um die Gifte und das überschüssige Wasser schnell zu entfernen. Ich verspreche Ihnen, sofort wieder mit der Dialyse aufzuhören, wenn keine Hoffnung besteht, dass Ihre Frau wieder gesund wird!«

Eine solche schwierige Entscheidung müssen der behandelnde Arzt und Patienten und Angehörige gemeinsam treffen. Diese Zwangslage und Gewissensentscheidung ist nicht so selten und veranlasst mich und viele meiner Kollegen, auch die möglichen negativen Effekte von Patientenverfügungen im Auge zu behalten. Der besorgte Mensch, der eine

Patientenverfügung unterschrieben hat, und der Notar, der sie mit beglaubigen soll, sind in der Regel medizinische Laien, der Notar ist zudem auch finanziell interessiert, dass die Verfügung unterschrieben wird. Es ist unbedingt notwendig, dass sich die Menschen, die eine Patientenverfügung erwägen, von einem vertrauten und kompetenten Arzt beraten lassen, um möglichst genau zu verstehen, was sich zwischen den Zeilen des Schriftstückes an medizinischen Fallstricken verbirgt.

Es gelang mir, Erwin S. zu überzeugen: Nachdem bei Inge S. über eine kontinuierliche Dialyse in den folgenden 48 Stunden insgesamt fünf Liter Flüssigkeit aus dem Blut entfernt worden waren, fiel der Blutdruck deutlich ab und die Beatmung konnte beendet werden. Der Beatmungsschlauch wurde entfernt und es wurde festgelegt, dass angesichts der Patientenverfügung bei einer eventuellen neuen Krise keinesfalls eine neue Beatmung eingeleitet werden sollte.

Die Verdachtsdiagnose einer Nierenarterienverengung wurde tatsächlich bestätigt, eine solche Stenose lag sowohl an der rechten wie an der linken Nierenarterie vor. Schon am dritten Tag nach der Aufnahme konnte die Aufweitung – Dilatation – der Nierenarterien vorgenommen und kleine Kunststoffröhrchen – Stents – zur Stabilisierung der Gefäße eingelegt werden. Schon kurz nach dem Eingriff liefen die ersten Milliliter Urin in den Beutel unter dem Bett. Die Blutwäsche wurde noch fünf Tage fortgesetzt und Inge S. wieder auf die Normalstation verlegt. Erst jetzt konnte ich in Ruhe zusammen mit den beiden Eheleuten über das Geschehene, vor allem die Tatsache, dass wir uns nicht an die Patientenverfügung gehalten hatten, sprechen.

Inge S. war in einem Einzelzimmer untergebracht, das einen schönen Ausblick auf den Stadtteil und die große Wiese mit den alten Bäumen hinter dem Krankenhaus bot. Auf dem Tisch am Fenster stand ein riesiger Strauß Rosen, auf dem Nachtisch ein professionell angefertigtes Portraitfoto ihrer Tochter und ein etwas kleineres, auf dem ihr Mann und ihr Sohn abgebildet waren. Die Patientin hatte sich bereits sehr gut erholt, ihr Mann und ich saßen zu beiden Seiten des Bettes und sie schaute mit aufmerksamen Augen von einem zum anderen. Inge S. konnte ruhig und ohne Luftnot mit uns sprechen, sicher war sie noch etwas müde, auch weil sie sich erst an den jetzt fast normalen Blutdruck gewöhnen musste.

Inge S. machte ihrem Mann und mir keine Vorwürfe wegen der »Maschinenmedizin«, die sie ja eigentlich nicht gewollt hatte. Sie erweckte aber auch nicht den Eindruck, sich besonders über ihr neu gewonnenes Leben zu freuen. Während ihr Mann vor Glück strahlte und sich überschwänglich für den Erfolg bedankte, fragte sie vor allem, wann sie nach Hause könne und wann eine Reise in die Staaten möglich sei. Tatsächlich konnte sie schon eine Woche später entlassen werden.

Frau S. kam die nächsten Jahre zuverlässig in die Ambulanz und ich lernte sie und ihren Mann besser kennen. Bald bestand zwischen uns ein Verhältnis, wie es eigentlich Voraussetzung ist, um so schwierige Dinge, wie die Frage, ob eine Lebensverlängerung mit Beatmung oder Dialyse wirklich gewünscht wird, zu diskutieren. Inge S. war jetzt eindeutig dankbar, dass wir uns nicht an die pauschale Ablehnung von »Maschinen«, wie sie in ihrer notariell beglaubigten Patientenverfügung eigentlich festgelegt war, gehalten hatten. Ich konnte ihr gegenüber auch offen zugeben, dass ein so günstiger Verlauf wie in ihrem Fall keineswegs garantiert oder vorhergesagt werden konnte. Inzwischen hatte sie das Vertrauen entwickelt, mir die Entscheidung zu überlassen, wie wir vorgehen würden, falls eine ähnliche Situation wieder eintreten sollte.

Die nächsten zweieinhalb Jahre waren für Frau S. soweit ich es beurteilen kann, glückliche Jahre, sie feierte ihren 80. Geburtstag und ich war dankbar, eingeladen zu sein und die schöne Stimme ihrer Tochter »live« hören zu dürfen. Sie fuhr mehrmals über den Atlantik und machte mit ihrem Mann häufig Urlaub an der Nordsee, wo die beiden ein Häuschen besaßen.

Die gesundheitlichen Veränderungen, die schließlich ganz allmählich ihr Leben doch erschwerten, waren zunächst nur anhand der Laborwerte feststellbar. Die Nierenfunktion, die sich gut erholt hatte, verschlechterte sich schleichend. Die Arteriosklerose, die sich als erstes an den Nierenarterien bemerkbar gemacht hatte, ist eine Erkrankung des gesamten Gefäßsystems. Nach und nach nahmen die Gefäßverkalkungen auch an anderen Stellen des Körpers dergestalt zu, dass die Gefäße nicht mehr die für die Versorgung der Organe erforderliche Menge Blut transportieren konnten. Die vorsorglich verordneten Medikamente wie die Blutdruckmittel und Fettsenker sowie das Wundermedikament Acetylsalicylsäure (Aspirin), hatten diesen Vorgang verzögert, aber nicht völlig aufhalten können.

Eines Morgens konnte Inge S. beim Zähneputzen die Zahnbürste nicht richtig halten und beim Frühstück musste sie beide Hände zu Hilfe nehmen, um den Kaffee nicht zu verschütten. Innerhalb von einigen Stunden besserte sich diese Schwäche der rechten Hand wieder. Erwin gegenüber verschwieg sie dieses Vorkommnis und auch mir berichtete sie erst einige Wochen später beiläufig davon. Die Ultraschalluntersuchungen hatten schon seit Jahren zunehmende Verkalkungen der Gefäße abgebildet. In der großen Körperschlagader, der Aorta, und in der Halsschlagader – A. carotis – sah es an einigen Stellen aus wie in einem Steinbruch: Unregelmäßige Kalkansammlungen – arteriosklerotische Plaques – ragten in den Gefäßinnenraum und schienen wie ein Felsbrocken, der über einem steilen Hang schwebt, nur darauf zu warten, sich loszureißen und Schaden anzurichten. Ein kleineres »Geröllstück« hatte sich bei Inge S. gelöst und war über die Halsgefäße in das Gehirn geschossen und via der mittleren Hirnarterie – dieser Weg ist die »Hauptstraße« für arteriosklerotische Emboli – in das Hirngebiet gelangt, das die wesentlichen Steuerungsaufgaben für Muskeln wie auch z.B. für die Sprache beherbergt. Häufiger noch als vom »Steinbruch der Gefäßwände« stammen die Gerinnsel aus dem Herzen, vor allem, wenn das Herz unregelmäßig schlägt, kann sich in nicht kontinuierlich durchströmten Anteilen (oft in den »Herzohren«) ein »Thrombus« (griech. »Pfropf« oder »Klumpen«) bilden. Ändert sich der Herzrhythmus wieder, können das Gerinnsel oder auch kleine Teile davon in die Aorta katapultiert werden, bis sie in einem kleinen Gefäß steckenbleiben. Der Begriff »Embolie« stammt ebenfalls aus dem Griechischen und wurde vom großen deutschen Pathologen, Anthropologen und Politiker Rudolf Virchow (1821 – 1902) geprägt. Er bedeutet frei übersetzt »etwas, das hineingeschleudert wird«.

Die Sauerstoffversorgung eines kleinen Hirngebietes war bei Inge P. an jenem Morgen innerhalb von Sekunden unterbrochen – bis in einer dieser blitzschnellen Notfallmaßnahmen des Körpers – andere kleine, den Embolus umgehende Gefäße die Blutversorgung wie bei einer Baustellenumleitung übernommen hatten. Oft können auch benachbarte Hirngebiete die Funktionen des ohne Sauerstoff langsam absterbenden Hirngewebes übernehmen. Diese Umschaltung benötigt aber eine längere Zeit – so dass die Ausfallerscheinungen, also z.B. die Lähmungen, länger anhalten.

Als Inge S. von der vorübergehenden Lähmung berichtete, war das keine wirkliche Überraschung – über diese Gefahr hatten wir gesprochen, die Medikamente, die ein solches Ereignis verhindern sollen, nahm sie seit Jahren regelmäßig ein. Dazu zählten damals Marcumar und auch ein Betablocker, der den Herzrhythmus stabilisiert. Ich konnte also ganz ruhig erläutern, was geschehen war, und wir sprachen offen darüber, dass sich Ähnliches wieder ereignen könne. Ganz anders als damals, als die Nierenarterienverengung Inge S. oft in die Notaufnahmen gezwungen hatte, konnte man nun sicher sagen: Heroische Interventionen, die das Leben hätten deutlich verlängern können, gab es nicht. Es existierte ein stillschweigendes Abkommen zwischen uns, wir wussten, die Grenzen ihres natürlichen Lebens waren erreicht und sie war zufrieden damit. Eine neue Patientenverfügung war nicht erforderlich.

In den nächsten zwölf Monaten kam es immer wieder zu kürzeren und längeren neurologischen Ausfällen: Einmal konnte Inge S. für mehrere Stunden nicht richtig sprechen, immer wieder konnte sie mit der rechten Hand nicht schreiben oder sie konnte sogar gar nicht mehr aufstehen, weil die ganze rechte Körperhälfte gelähmt war. Obwohl sich in den meisten Fällen scheinbar immer wieder alles erholte, sagte sie mir doch bei einer ihrer Besuche in meiner Ambulanz, die mehr aus Verbundenheit, denn aus medizinischer Notwendigkeit vereinbart wurden: »Der Tod nimmt mich schon in kleinen Stücken.« Sie wusste, mit jedem Schwindelanfall und jeder Lähmung wurde sie ein wenig älter und müder. Ihr Schritt wurde zögerlicher, ihr Gedächtnis löcheriger, ihre Handschrift zittriger und ihr Interesse am Leben weniger drängend.

Es war eine kalte Februarnacht, als Inge S. das letzte Mal in unser Krankenhaus kam. Erwin S. hatte den Notarzt gerufen, der Inge vollständig gelähmt, ohne Sprache, aus dem Mund sabbernd und wohl auch ohne Bewusstsein vorfand. Erwin war trotz aller Gespräche, die ihn hatten vorbereiten sollen, völlig aufgelöst.

Erwin S. blieb in den nächsten drei Tagen an ihrer Seite, schlief in ihrem Zimmer, überwachte ihre Atemzüge und wir trugen gemeinsam Sorge dafür, das Inge S. einen leichten Tod fand.

Schrebergarten

Axel war vor einer Woche 32 Jahre alt geworden; das Buch, das ihm seine Mutter geschenkt hatte, lag noch sauber in goldbedrucktem Weihnachtsgeschenkpapier verpackt auf dem Tischchen neben dem Elektroheizkörper, der so kalt war wie ein Elektroheizkörper ohne Elektrizität im Februar sein kann. Tatsächlich zeigte das alte Quecksilberthermometer an der Fensteraußenseite -5 Grad an, als er das Glas durch seinen Atem für kurze Zeit vom Eis befreit hatte. Axel zog die Knie bis unter das Kinn und wickelte sich fester in die Wolldecke, die er aus seinem Elternhaus hatte mitgehen lassen. Wirklich beschissen, seine Situation: Die 400 Euro Hartz-IV für diesen Monat hatte er längst aufgebraucht, der Strom im Schrebergartenhäuschen war von den Elektrizitätswerken gekappt worden; er fror entsetzlich. Das Schlimmste aber war, dass er keinen Stoff mehr hatte, um sich wieder halbwegs fit zu machen. Seit Monaten lebte er nun in der Schrebergartensiedlung, in einer kleinen Holzhütte mit verwildertem Garten.

Die Mutter bezahlte die Pacht für den Schrebergarten nur wegen der schönen Erinnerungen an die Zeit, als Axels Vater von seinen Montageeinsätzen noch regelmäßig nach Haus kam. Ihre besten Tage hatte die kleine Familie in diesem Garten gehabt, schon seit Jahren war das Familienoberhaupt allerdings nicht mehr aufgetaucht. Seither konzentrierte Axels Mutter ihre ganze Sorge auf ihren einzigen Sohn; es gelang ihr gut, sich mit Kritik an seiner Lebensweise – ohne Arbeit und Ziel – zurückzuhalten, wenn sie ihn, selten genug, zu Gesicht bekam. Manchmal ließen sich die Realitäten jedoch beim besten Willen nicht verdrängen. Gerade vor ein paar Wochen war so ein Moment gewesen, Axel hatte sie über die Feiertage in ihrer kleinen Wohnung besucht. Am ersten

Weihnachtstag war sie ihrem Sohn um drei Uhr nachmittags im Flur begegnet, als er sich, nur mit einem Tuch um die Hüften, aus der Dusche schleichen wollte. Beim Anblick seines abgemagerten Körpers konnte sie nur noch bestürzt flüstern, er müsse sofort zum Arzt. Auch diese Leidenschaft für stundenlanges heißes Duschen zu jeder Tages- und Nachtzeit fand sie keineswegs normal, oft besuchte er sie nur, um gleich unter der Dusche zu verschwinden. Zunächst hatte sie diese Angewohnheit gern gesehen, sie hatte ihn eben zu einem sauberen Jungen erzogen. Nachdem ihr jedoch die enorme Höhe der Wasserrechnung aufgefallen war, begann sie sich zu wundern.

Den letzten Joint hatte Axel gestern Abend in der festen Absicht geraucht, mit Hilfe des guten Marihuanas einen Plan zu entwickeln, wie er weitermachen sollte. Nun war die Wirkung des Joints verflogen, Schlafen konnte er in der Kälte nicht mehr und ein Plan war nicht in Sicht. Zu allem Überfluss spürte er jetzt auch wieder die reißenden Schmerzen in seinem Bauch, die ihn seit Monaten verfolgten. Er drückte seine Knie noch fester an die Brust und kauerte sich wie ein Embryo zusammen; zum Kotzen übel war ihm.

Axel rieb die steifen Finger gegeneinander, rollte den Kragen des Rollkragenpullovers bis an die Ohrläppchen und schritt zum Äußersten: Er wählte auf dem Handy, auch das finanziert von seiner Mutter – damit sie »Kontakt halten« konnten, die Nummer von Nadine. Nadine war 39 und wog 129 kg, hatte Geld und in einer Mischung aus mütterlichen Instinkten und Mangel an Alternativen, was Männer anging, einen Narren an ihm gefressen. Sie verabredeten sich zum Frühstück in einem Café in der Altstadt, »in einer halben Stunde«.

Gegen Abend stolperte er wieder in sein Schrebergartenhäuschen, Nadines Liebesbedürfnis hatte ihn die letzte Kraft gekostet. Er hatte ihr Verlangen nach Zärtlichkeit offenbar glaubhaft erwidert – hundert Euro und genug Stoff für die nächsten Tage in seiner Tasche waren der Lohn gewesen. Axel hockte auf dem abgewetzten Sofa, wickelte sich die karierte Decke um die mageren Knie, betrachtete noch einmal wehmütig die Eisblumen am Fenster und zog gierig am zweiten Joint dieses im Moment erträglichen Tages. Stunden später, es mochte so gegen vier Uhr morgens sein, erwachte er von mörderischen Schmerzen im Bauch und stürzte trotz der eisigen Kälte zum kleinen Plumpsklo hinter dem Haus, um zu kotzen.

Die Eisblumen am Fenster waren keine Halluzination gewesen. Als sich Nadine am frühen Morgen des nächsten Tages zur Gartenkolonie »Rotes Kleeblatt« aufmachte, warf sie den knallrot gefärbten Fuchsschwanz über die Schultern. Sie stapfte frische Spuren in die dünne Schneedecke; eine einzige schwache Rauchfahne war über den Hütten zu sehen, und die stammte nicht aus Axels Fluchtburg.

Schon vom Gartentor aus sah Nadine, dass die Tür der Hütte offen stand, Fußspuren führten zum Klo hinter dem Haus. Dort fand sie Axel auf der Schwelle des Klohäuschens, seine Beine ragten über die schmale Holzschwelle, der Oberkörper hing über der schmutzigen Schüssel, sein Rollkragenpulli war voller angetrocknetem Erbrochenem. Sie schrie ihn an und ein leises Zucken der Lider verriet, dass Axels Drogenengel zusammen mit Mutters Rollkragenpullover ihm noch einmal das Leben gerettet hatte.

In der Notaufnahme konnte Axel schon wieder einzelne Worte wie »Durst« und »kalt« und »Bauchschmerzen« stammeln. Trotz der Wärmedecke, die ihm die Notärzte umgelegt hatten, lag seine Körpertemperatur aber bei nur 35 Grad, sein Herz schlug nur 45 Mal pro Minute, ein Puls konnte von der Ärztin an den Armen jedoch nicht gefühlt werden. Mit Mühe hörte man nach mehreren Versuchen den Blutdruck bei 70/40 mmHg Druck in der Oberarmmanschette. Axel sah ärztlich-professionell betrachtet erbärmlich aus: Die Haut war totenblass, die Finger und Lippen blau gefärbt. Die Haut bildete eine stabile Falte, wenn man sie zwischen zwei Finger nahm, der Mund war so trocken, dass der Patient nur undeutliche Laute hervorbrachte, die Zunge klebte an seinem Gaumen. Der Schädel glich schon fast einem Totenkopf, die braunen Strähnen der wenigen verbliebenen Haare schlängelten sich über den Kopf und der Adamsapfel ragte wie ein kecker Erker aus dem Hals. Die Muskeln waren wegen der mangelnden Inanspruchnahme – vom Kiosk zum Gartenhaus, zum Dealer, zweimal im Monat zu Nadine, Weihnachten zu Mutter – zu dünnen Strängen verkümmert. »Tumorkachexie?«, notierte Frau Dr. – das Körpergewicht betrug bei 1,80 m noch 60 kg. Axel bekam lauwarme Infusionslösung über eine nach mehreren vergeblichen Versuchen erfolgreich in die Ellenbeuge gelegten Braunüle in die Vene infundiert. Nach kurzer Zeit wurde er wacher und begann, über seine furchtbaren Bauchschmerzen und die wieder zunehmende Übelkeit zu klagen. Als die Ultraschalluntersuchung des Bauches durchgeführt wurde, erbrach er wieder wässrig-gelbe Flüssigkeit.

Nadine hatte Axel nicht allein gelassen, obwohl auch sie, als sie seinen mageren Körper erstmals voll entkleidet sah, ziemlich abgestoßen war. Selbst das Tattoo auf seinem linken Brustmuskel wirkte billig im Licht der Untersuchungslampe. Und ganz ehrlich, Axel stank, sobald die liebevollen Ayurveda-Düfte, die sie, wenn Axel da war, in ihrer Wohnung zu verbreiten pflegte, fehlten. Trotzdem, sie blieb an seiner Seite und berichtete Frau Dr., was sie wusste. Axel aß praktisch nie etwas von dem, was sie für ihn gekocht hatte, er klagte ständig über Bauchschmerzen und Übelkeit und Erbrechen, seit sie ihn kannte. Ja, er nahm Drogen, Haschisch und wohl auch Marihuana, sie habe keine Ahnung, wo er das Geld dafür herhabe.

Axel erbrach sich weiter, die Bauchdecke im Bereich des Epigastriums (das Dreieck im Oberbauch, das von den beiden Rippenbögen begrenzt wird) erschien der Ärztin bretthart. Auch die Laborwerte waren nicht ganz in Ordnung, einige Zell-Enzyme waren im Blut erhöht nachgewiesen worden, ein Zeichen, dass an irgendeiner Stelle des Körpers Zellen zerstört worden waren. Die ebenfalls erhöhte Zahl der weißen Blutkörperchen signalisierte, dass diese schon im Einsatz waren, die Zelltrümmer zu beseitigen.

Die Dienst habende Ärztin machte sich Sorgen, dass in Axels Bauchraum durch einen bösartigen Tumor der Bauchspeicheldrüse oder des Magens die Blutversorgung unterbrochen oder der Darm verschlossen war. Dies würde die Bauchschmerzen, das Erbrechen und die Gewichtsabnahme der letzten Wochen sowie den akuten Zellzerfall erklären.

Inzwischen war die Notaufnahme voll, ihr morgendlicher Elan war verbraucht. Auch ein Grund, die Arbeit auf weitere Schultern zu verteilen und die Kollegen der Bauchchirurgie in Axels Fall miteinzubeziehen. Der für die Stationsarbeit eingeteilte jüngste Assistent der Viszeralchirurgie erschien tatsächlich schon nach wenigen Minuten. Er war sichtbar schlechter Stimmung, da er auch heute wieder nicht operieren durfte – er wollte doch nicht Chirurg werden, um steinalte internistische Patienten mit Verstopfung zu behandeln. Das jugendliche Alter und die Krankengeschichte des jungen Drogenabhängigen ließen ihn Hoffnung schöpfen: Eine Notfalloperation zur Diagnostik und Therapie im Falle eines Darmverschlusses erschien im Bereich des Möglichen. Mit einigem Glück konnte er am späten Nachmittag bei einem großen Baucheingriff assistieren. Zunächst jedoch musste eine Röntgenaufnahme des Bauches gemacht werden. Wenn Magen- oder Darmwand defekt sind, tritt Luft aus, die man als »freie« Luft, als schwarze Sichel unter den Zwerchfellen sehen kann.

Die Aufnahmen zeigten jedoch keinen Befund, der Veranlassung geboten hätte, den chirurgischen Oberarzt beim Operieren zu stören. Der Assistent veranlasste ein »chirurgisches Sonogramm« zur Kontrolle des Sono-Befundes der internistischen Assistenzärztin. Darauf hatte sich ein älterer Chirurg spezialisiert, der schon die Anfänge der Sonographie miterlebt hatte. Seinen chirurgischen Kollegen gefiel vor allem, dass bei seinen sorgfältigen Untersuchungen immer mal wieder eine Operationsindikation, die die Internisten übersehen hatten, herauskam.

Bei Axel war er sich sicher, einen Dünndarmverschluss infolge einer Verschlingung des Darmes zu sehen. Die Chirurgen waren sich einig, der telefonisch kontaktierte Chef war einverstanden und sah seine monatlichen Operationszahlen schon in neue Höhen steigen. Die Operation wurde für 17 Uhr angesetzt, die Akte bekam den neuen Schriftzug »Abd. chirurgie«, der bisherige Vermerk »Med I« wurde dick durchgestrichen.

Folgerichtig strebte der Visitentross der nachmittäglichen internistischen Karawane entschlossen an Axels Bett vorbei. Der Oberarzt meiner Klinik, der die Visite leitete, zögerte allerdings kurz: Erst zwei Stunden zuvor hatte ich als Chefarzt in der Mittagsbesprechung über die chirurgische Unart lamentiert, in alle Bäuche zu schneiden, um zu Diagnosen zu kommen, die im Vorfeld ohne Operation – nur durch sorgsame internistische Untersuchungen – hätten ebenfalls gestellt werden können. Immerhin bin ich bei solchen Ausbrüchen meist ehrlich genug darauf hinzuweisen, dass der Hintergrund meines Lamentos (ebenso wie für die chirurgische Operationsfreudigkeit) auch die sogenannten Controllingzahlen sind. Monatlich werden die Abteilungen eines Krankenhauses mit einem Bericht der Verwaltung beglückt, aus dem nicht nur die Zahl der mit den Kassen abgerechneten Patienten, sondern auch die Erlössumme, die die Abteilung in diesem Monat, in den letzten Monaten und den Vergleichsmonaten der letzten Jahre erwirtschaftet hat, hervorgeht. Krankenhäuser und Patientenströme lassen sich aber nicht lenken wie eine Autofabrik. Also gibt es Krankenhäuser, in denen sich Chirurgen und Internisten schon in der Notaufnahme darum streiten, welche Abteilung den einzelnen Patienten übernehmen darf. Nicht immer wird dabei sachgerecht entschieden. Es ist durchaus so, dass kaufmännische Aspekte die Entscheidung für oder gegen eine Operation beeinflussen können.

In Axels Fall hatte mein Ausbruch positive Folgen für den Patienten. Der Oberarzt stutzte, als er elegant an Axels Bett vorbeikomplementiert werden sollte (die Assistenzärztin hatte nach acht Stunden Dienst inzwischen kaum noch Kraftreserven und wollte so schnell als möglich zu ihren Kindern und der ungeduldig wartenden Schwiegermutter). Er fragte nach: »Was ist denn mit diesem Patienten, war er nicht vormittags noch internistisch?« Die Assistenzärztin besann sich und referierte Axels klinische Fakten: Leichte Enzymerhöhung, unauffälliges Röntgenbild des Abdomens, keine Entzündungszeichen außer leichter Erhöhung der weißen Blutkörperchen, Sono internistisch ohne Befund. »Kontrolllabor?« fragte der Oberarzt. Das Ergebnis der erneuten Blutabnahme, sechs Stunden nachdem Axel zitternd und bewusstlos in die Notaufnahme eingeliefert worden war, hatte noch kein Arzt gesehen. Die Schwester, die ausnahmsweise die Visite begleitete, wurde trotz Widerspruchs – »der Patient ist doch chirurgisch...!« ins Stationszimmer geschickt, um die Ergebnisse auszudrucken. Die Werte hatten sich deutlich gebessert, der Zellzerfall war zurückgegangen. Dem Patienten ging es auch klinisch deutlich besser, der Blutdruck lag nach den Infusionen bei 100/70 mmHg, die Temperatur war auf 36 Grad angestiegen. Er klagte noch über seine Bauchschmerzen und seine Übelkeit, konnte sich aber schon lebhaft über die Unruhe im Aufnahmezimmer und die mangelnde Zuwendung der Krankenschwester beschweren.

Der Oberarzt fürchtete, was nun bevorstand: Einen Patienten wieder vom OP-Plan abzusetzen, nachdem ein Anästhesist eingeplant worden war und vor allem angesichts der Tatsache, dass der chirurgische Chefarzt, wenn auch nur telefonisch, die OP-Indikation gestellt hatte, das war kein angenehmes Unterfangen. Zufällig wusste er, dass ich noch auf einer Sitzung der Kommission für Gleichstellungsbelange im Hause war, und rief mich an.

Mir war um diese Zeit auch nicht mehr nach einer Streiterei mit dem chirurgischen Kollegen zumute, immerhin aber war ich der ärztliche Direktor des Krankenhauses und eine Indikation, Axels Bauch aufzuschneiden oder mittels einer Bauchspiegelung zu inspizieren, gab es in der Tat keine. Keinesfalls war ein teurer Noteingriff im Bereitschaftsdienst des Personals gerechtfertigt. Insgeheim froh, die Gleichstellungsrunde verlassen zu können – es war um alles Mögliche, nur nicht um die erforderlichen, kostenträchtigen Dienstzeiten des Kindergartens während der Wochenenden und Spätdienste der Schwestern und Ärztinnen gegangen –, eilte ich in die Notaufnahme.

Die Untersuchung erbrachte keine neuen Erkenntnisse, ich fand die Bauchdecken im Epigastrium nur noch leicht verhärtet, der Bauch war sonst weich, der Darm lebhaft tätig (hörbar bei der Auskultation des Bauches) lediglich die immer noch erniedrigte Körpertemperatur und der anhaltende Brechreiz blieben auffällig. Immerhin schienen die Chirurgen meine Entscheidung nachvollziehen zu können, der erwartete wütende Telefonanruf des Kollegen erreichte mich zu Hause jedenfalls nicht.

Ich vergaß den mageren Axel mit dem unstillbaren Erbrechen und den Bauchschmerzen schnell wieder, er war als Arbeitsloser versichert und ich hatte es in den letzten Tagen wieder nicht geschafft, außerhalb der Privatstation Visite zu machen.

Etwa drei Wochen später sprach mich meine tüchtige Oberärztin Frau Dr. L. nach unserer gemeinsamen Visite auf der Intensivstation im Treppenhaus an. Diese Treppenhauskonsultationen hatten in den letzten Jahren immer häufiger die sonst üblichen ärztlichen Besprechungen ersetzt, durch die Verwaltungstätigkeiten als Ärztlicher Direktor war die Zeit knapp geworden. Sie berichtete an diesem Morgen von dem seltsamen Verhalten eines jungen Drogenabhängigen, der nun schon seit drei Wochen auf ihrer Station lag. Am Glänzen in ihren Augen konnte ich erkennen, dass sie eine interessante Verdachtsdiagnose gestellt hatte, sie wollte mich testen, ob ich auch darauf kommen würde.

Bei dem Drogenabhängigen handelte es sich um Axel, dessen Bauchschmerzen sowie die Übelkeit und das Erbrechen sich in den ersten Tagen nach der Aufnahme nur vorübergehend gebessert hatten. Seit zwei Wochen aß er wieder schlecht und klagte über die alten Beschwerden. Axel war daraufhin von Kopf bis Fuß untersucht worden, wie das in dieser Gründlichkeit nur Frau Dr. L. kann. Frau Dr. L. ist so sorgfältig, dass sie sofort entlassen worden wäre, wenn die hohen Kosten, die die von ihr veranlassten vielen Untersuchungen und die lange Liegezeit der Patienten im Krankenhaus mit sich brachten, den Verwaltungsleuten der Klinik zu Ohren gekommen wären. Aber noch besitzen die Chefärzte wenigstens die Freiheit, ihre ärztlichen Mitarbeiter auszuwählen – und ich hatte zu oft erlebt, dass Frau Dr. L. Erfolg hatte, um sie ernsthaft in ihrer Arbeitsweise behindern zu wollen.

Sie hatte alles kontrolliert: Magen und Dickdarm waren gespiegelt, der Dünndarm mit einer Kapsel, die eine Minikamera enthält, gefilmt worden. Hormonelle Veränderungen, wie sie bei seltenen Tumoren vorkommen, waren genauso ausgeschlossen worden, wie Stoffwechselerkrankungen, die so rar sind, dass man sie meist nur aus Lehrbüchern kennt. Die Sonographien waren wiederholt, Computertomographien des Bauchraumes angefertigt worden – ohne krankhaften Befund. Die Oberärztin hatte auch die Anamnese erneut erhoben und herausgefunden, das Axel vor acht Monaten schon einmal in einem anderen Krankenhaus untersucht worden war – nicht ganz so gründlich zwar, aber ebenso ergebnislos.

Die treue Nadine durfte noch einmal die ganze Liebesgeschichte mit Axel erzählen, sie schwor, dass er nie im Ausland gewesen war, keine Kontakte mit verdächtigen anderen Frauen oder Männern habe – sein einziges Laster sei halt das Haschischrauchen und ab und an gönne er sich etwas Koks. Achja, und er halte sehr viel von Körperpflege, er ginge jeden Tag in das öffentliche Hallenbad und sie ließe ihn häufig bei sich duschen, weil er das so gern hatte. Auch Axels Mutter konnte nichts zur Aufklärung der rätselhaften Erkrankung beitragen, sie neigte allerdings dazu, die Schuld für die Bauchschmerzen in Nadines Kochbemühungen zu suchen.

Vor einigen Tagen hatte sich bei Frau Dr. L. dann das untrügliche Gefühl eingeschlichen, dass Axel ein Geheimnis barg. Auf der Station häuften sich die Meldungen über sein eigenartiges Verhalten: Zunächst beklagten sich Patienten, dass sie keine Zeit fänden, morgens zu duschen, da die einzige Dusche auf ihrer Stationshälfte ständig von Axel blockiert würde. Stundenlang würde er sich darin einschließen, anschließend wäre der ganze Raum eine einzige Dampfhöhle, in der man kaum noch etwas sehen könne und ständig in Gefahr sei auszurutschen. Dann berichteten die Schwestern, dass Axel ständig mit dem Essenstablett in der Dusche verschwinden würde; schauten sie nach, würde das Tablett, die Tassen und Teller unter Wasser stehen, wenn er das Bad endlich wieder verlassen hatte.

So attraktiv war die Dusche in unserem alten Krankenhaus nun wirklich nicht, um Axels Verhalten erklären zu können. Frau Dr. L. vermutete erneuten Drogenkonsum. Richtig, die erste Kontrolle ein paar Tage nach der Aufnahme ins Krankenhaus, hatte nur noch geringe Spuren von Drogen im Blut ergeben, nun fand sich ein deutlicher Nachweis von Cannabis im Urin. Frau Dr. L. war empört, dass auf ihrer Station gekifft wurde, und stellte Axel gemeinsam mit einem Studenten zur Rede.

Axel leugnete keine Sekunde – Nadine, die Axel zur Verstärkung mit ins Arztzimmer gebracht hatte, brach in Tränen aus. Sie hatte den armen Jungen in seinem Vierbettzimmer mit lauter unsensiblen alten Männern so bedauert, dass sie ihm Stoff, sorgsam wie eine Drogenschmugglerin an ihrem füllligen Körper verborgen, mitgebracht hatte. Freimütig gab Axel zu, im Badezimmer geraucht zu haben, drehte allerdings den Spieß um: Ihm bliebe ja nichts anderes übrig, wenn die Ärzte die Ursache seiner tierischen Schmerzen nicht finden würden. Nur unter der heißen Dusche ließen seine Bauchschmerzen und die Übelkeit so weit nach, dass er etwas essen könne. Das sei schon in den letzten Monaten so gewesen, deshalb wäre er ja auch ständig im Hallenbad.

Nach diesem Bericht sah mich Frau Dr. L. erwartungsvoll an und wartete auf meine Diagnose. Ich enttäuschte sie nicht – ich hatte beim besten Willen keine Ahnung.

Dr. L. hatte nach Axels Erklärungen für sein eigentümliches Duschverhalten nicht lange benötigt, um des Rätsels Lösung zu finden. Die Eingabe der Stichworte »Cannabis«, »hot shower« und »vomiting« in das segensreiche »Online«-Suchsystem »PubMed«, das alle halbwegs relevanten medizinischen Publikationen sammelt, zeigte, dass drei Veröffentlichungen aus Australien, die in unbedeutenden medizinischen Journalen erschienen waren, eben diese Begriffe enthielten.

Schon die Kurzfassungen der Arbeiten verrieten, das Axel zu den ersten zwanzig Menschen weltweit gehörte, bei denen aufgefallen war, dass für ihre Übelkeit, Erbrechen und Bauchschmerzen keine anderen Ursachen vorhanden waren als der Konsum hoher Mengen Cannabis oder Marihuana. Alle Patienten litten unter niedriger Körpertemperatur und Gewichtsabnahme, bei allen Patienten kam es zur Besserung der Beschwerden nach Weglassen der Rauschgifte. Noch überraschender und vor allem unerklärlicher ist die Besserung der Symptome unter einer heißen Dusche oder in einem heißen Bad. Für uns Ärzte war es spannend, über die Zusammenhänge zwischen den verschiedenen Symptomen zu diskutieren: Dass Haschisch und Marihuana offenbar angenehme psychische Effekte haben, kannte vielleicht der eine oder andere der Kollegen sogar aus persönlichen Erfahrungen, aber wie kam es zu den Bauchschmerzen, der Übelkeit und warum besserte heißes Baden, je heißer, je besser die Beschwerden? Ein paar Hinweise auf die Verbindungen zwischen diesen Effekten von Cannabis fanden wir dann doch. Es gibt Rezeptoren für Cannabis und Marihuana, die vor allem auf Hirn-, aber auch auf Magen-, Darm- und Hautzellen sitzen und Signale an die Zellen weitergeben, wenn die Drogen an ihnen andocken. Wir hatten gerade erlebt, dass ein neues Medikament für

Übergewichtige mit dem schönen Namen Rimonabant, das gerade diese Cannabis-Rezeptoren blockiert, nach großartigen Werbeversprechungen schnell wieder vom Markt genommen wurde. Grund waren Depressionen bis hin zum Selbstmord gewesen. Ein anderes Medikament, das an den Cannabis-Rezeptoren angreift, sollte den zuweilen starken Juckreiz bei Dialysepatienten bessern, ohne alle Patienten »high« und abhängig zu machen. Auch dieses Mittel wurde nicht weiter entwickelt.

All diese Dinge interessierten Axel wenig, ihm gefiel die Diagnose gar nicht, er hatte seit über zehn Jahren Drogen konsumiert und hielt sie eher für ein Gottesgeschenk, als für die Ursache seiner Übelkeit. Schließlich ließ er sich doch zu einem Drogenentzug in der Psychiatrie überreden, nachdem seine Mutter und Nadine lange auf ihn eingeredet hatten. Tatsächlich berichteten die Psychiater schon nach einer Woche, Axels Bauchbeschwerden seien völlig verschwunden. Eine Assistenzärztin schrieb einen Fallbericht für eine medizinische Fachzeitschrift – Axel war immerhin der erste deutsche Drogenabhängige mit »Duschzwang«.

Die Arbeit war noch längst nicht veröffentlicht, da berichtete Frau Dr. L., dass Nadine bei ihr gewesen sei und unglücklich berichtet habe, sie wolle sich nun endgültig von Axel trennen. Ihr Freund hatte sich nach der Entlassung aus der Psychiatrie, um fünf Kilogramm schwerer, erneut in der Gartenkolonie niedergelassen und Drogen nehme er auch wieder. Er sei überzeugt, der Zusammenhang zwischen den Drogen und seinen Symptomen sei von uns Ärzten lediglich herbeigeredet worden, weil wir die wahre Ursache nicht finden könnten. Nach einem Streit mit dem auf dem Sofa abhängenden Axel hatte Nadine mit Tränen in den Augen die Gartentür hinter sich geschlossen. Ihr letzter Blick fiel auf das Gartenhaus mit dem Klohäuschen dahinter, aus dem sie Axel gerettet hatte. Schon im Weggehen sah sie noch, unordentlich über den kleinen Garten verteilt, die ersten wilden Krokusse, die ihre Knospen der Frühlingssonne entgegenreckten.

Überleben ist nicht genug

I.

Als Kind habe ich mir nicht vorstellen können, dass mein Vater jemals krank sein oder gar sterben könne. Ich erinnere mich an einen sehnigen, Anfang der 60er Jahre gerade 40-Jährigen, der als Tierarzt durch die zugigen Rinderställe hetzte, Tag und Nacht erreichbar – für uns Kinder uneinholbar. Seine vom Hufschlag eines Trakehners gezeichnete Stirn, die große Nase und die morgens mit Haarwasser zurückgekämmten Haare verstärkten den kühnen, unverletzlichen Eindruck, den er bei uns hinterließ. Wenn er seine Praxis-Tour früh am Morgen startete, trug er einen dunkelgrauen Fedora-Hut mit einer gar nicht so schmalen Krempe, ohne den er das Haus selten verließ. Bridges-Reithosen und hohe Gummistiefel. Die rote, bodenlange Gummischürze, die er, wenn er die Tiere untersuchte, über einem weißen Kittel trug, glänzte in meinen Augen wie eine Rüstung und ließen ihn unbesiegbar erscheinen. Mein Vater war der mittlere von drei Söhnen eines kleinen Landwirtes aus der Gegend und hatte als Einziger studieren dürfen. Nach dem Krieg, den er bei den letzten berittenen Truppen der Wehrmacht verbracht hatte, legte er mit großer Selbstsicherheit das Staatsexamen ab, kaufte 1951 ein altes Haus im Weserbergland, eröffnete eine Praxis für Pferde und Rinder und heiratete die Tochter seines Professors an der Tierärztlichen Hochschule.

Die Bedrohung, die mich an jenem heißen Tag im Spätsommer 1963 überfiel, spüre ich auch heute manchmal noch. Wieder einmal verspätet aus der Schule kommend, schob ich schwitzend mein Fahrrad den Hügel, auf dem mein Elternhaus liegt, hinauf, als mein jüngerer Bruder mir die Sensation schon von Weitem zurief: »Vater ist im Krankenhaus!«

Zweifellos war auch meine Mutter beunruhigt – dass sie geweint hatte, sah man, und es erschütterte meine heile Welt zusätzlich. Wie angebracht die Sorge war, beichtete mir mein Vater nicht ohne einen gewissen Stolz über seinen jugendlichen Leichtsinn in jener »Pionierzeit« erst viele Jahre später: Er und nicht wenige seiner Kollegen waren in jenen frühen Jahren nicht krankenversichert, erst musste die Tierarztpraxis erfolgreich sein, vorher reichte das Geld für die Versicherungsprämien nicht. Unser aller Existenz hing also an ihm, an seiner Gesundheit. Die Sorgen vergingen jedoch schnell: Ein durchgebrochener Blinddarm – Vater hatte von uns Kindern unbemerkt schon einige Tage unter Bauchschmerzen gelitten –, war damals wie heute keine harmlose Angelegenheit, aber seine Zähigkeit siegte, die Episode war rasch vergessen.

II.

Fast 40 Jahre danach verkaufte mein Vater die Praxis im Alter von 72 Jahren. Schon kurze Zeit später war es offensichtlich, dass er die berufliche Untätigkeit (eine andere Aktivität hatte er sich nie Zeit genommen zu lernen) bemerkenswert schlecht vertrug. So langsam, dass wir Kinder erst durch Mutter aufmerksam gemacht werden mussten, veränderte eine zunehmende Verzagtheit sein Wesen. Immer häufiger gab es Momente, in denen ich meinte, einen Anflug von Angst in seinen Augen zu lesen.

Mein Bruder und ich waren Ärzte, unsere Schwester eine Malerin geworden. Eines Abends, in einem der wenigen schneereichen Winter der 90er Jahre, rief mein Vater mich noch spät an. Mit unsicherer Stimme klagte er über krampfartige Bauchschmerzen.

Seine Antworten auf meine medizinischen Fragen kamen unpräzise und von einem leisen Stöhnen unterbrochen über seine Lippen. Umgehend machte ich mich auf den Weg und erreichte schon eine halbe Stunde später auf schneeglatten Straßen das Elternhaus. Alle Fenster waren hell erleuchtet und meine Mutter empfing mich an der Haustür. Leise und knapp berichtete sie: Vater habe seit einigen Tagen Schmerzen im Unterbauch, keinen Stuhlgang und er befürchte, seiner Diagnose ganz sicher, Darmkrebs. Ich bemühte mich, meine in den vergangenen 15 Jahren erworbene professionelle Aura ärztlicher Selbstsicherheit auch in meinem Elternhaus auszustrahlen und die Angst um meinen Vater hintenanzustellen, während ich die steile Treppe zum elterlichen Schlafzimmer hinaufstieg. Im Grunde betrat ich es jedoch wieder als kleiner Junge, der auf der Bettritze schlafen möchte. Mein Vater schaute mich aus seinen blauen Augen ängstlich an, versuchte mit einem etwas schiefen Lächeln anzudeuten, dass es zwar mit ihm zu Ende gehe, das Ganze aber trotzdem nicht zu ernst genommen werden solle.

Das musste man auch nicht: Sein Bauch war nur im Bereich des letzten Darmabschnittes im linken Unterbauch auf Druck empfindlich. Im Übrigen war die Bauchdecke weich und ich ertastete einen verstopften Darmabschnitt, schon beim vorsichtigen Auflegen der Hand fühlte ich lebhafte Darmbewegungen, also war es kein Darmstillstand, kein operationsbedürftiger Ileus – Darmverschluss. Am wahrscheinlichsten lag eine simple Verstopfung oder, wie wir Mediziner vornehmer sagen, Obstipation vor.

Es war ein sonderbares Gefühl, die väterliche Autorität für einen Moment außer Kraft zu setzen und ihr durch Anwendung eines Klistiers Schaden zuzufügen. Der Erfolg gab mir jedoch Recht, nach dem Abführen trat sofort Besserung ein. Glücklicherweise ergab eine in der folgenden Woche erstmals im Leben meines Vaters vorgenommene Darmspiegelung keinen bösartigen Befund. Unsere Beziehung veränderte sich nach dieser Episode allerdings deutlich; sein Verhalten mir gegenüber enthielt von da an eine Spur ängstlicher Bewunderung – so bildete ich mir jedenfalls ein.

III.

Erst zehn Jahre später, mein Vater war 82, betrachtete ich ihn wieder mit den Augen eines Arztes. Die ganze Familie

war in den Sommerferien an der dänischen Westküste. Nach einer windigen Regenwoche schien endlich die Sonne, meine beiden Kinder und der Basset meiner Mutter kletterten begeistert durch den feinen Sand über den Dünenkamm zum Meer hinunter, das mit lautem Tosen den Sturm der vergangenen Nacht austobte. Ich saß im weißen Sand auf einer besonders hohen Düne, meinen Rücken auf feste Strandhaferwurzel gestützt, die Sonne brannte in diesem Sommer zum ersten Mal auf meiner Haut und eine wohlige Entspannung begann sich in mir auszubreiten. Durch meine halb geschlossenen Lider schläfrig blinzelnd, entging mir fast, wie sich in der Ferne die Tür unseres Ferienhauses öffnete und mein Vater zögerlich in die Sonne hinaustrat. Die karierte Schlägermütze, die den eleganten Hut seiner Praxiszeit abgelöst hatte, hatte er zum Schutz vor dem strahlenden Licht tief in die Stirn gezogen; selbst seine markante Nase war kaum zu sehen. Nach kurzem Innehalten fasste er Mut und schlug den schmalen Sandweg ein, der durch die Dünen an mir vorbei zum Meer führte. Seine Schritte waren in den letzten Monaten immer kürzer und unsicherer geworden.

Aus der Objektivität, die oft erst die Distanz ermöglicht, fiel mir nun auf, dass er alle paar Meter eine Pause einlegte und den Rücken streckte, wie um der Lunge mehr Platz zu schaffen. Sein Mund war leicht geöffnet und sein Weg schien sich keinem Ende nähern zu können. Er mochte vielleicht hundert Meter geschafft haben, die Zahl seiner Pausen hatte zugenommen, als er am Fuß meiner Düne angekommen war und ich den Schweiß auf seiner Nase glänzen sehen konnte. Plötzlich erwachten meine ärztlichen Instinkte und als mein Vater seine Hand an die linke Brustseite hob, befand ich mich schon an seiner Seite.

IV.

Meine Mutter und ich hatten ihn rasch in das Ferienhaus geschafft, ein paar Sachen ins Auto geworfen und waren, meine Frau und die Kinder zaghaft winkend zurücklassend, nach

Deutschland gestartet. Noch bevor wir die dänische Grenze erreichten, gestand mein Vater auf meine drängenden Fragen, die Schmerzen in der Brust nicht nur bei körperlicher Anstrengung, sondern in den vergangenen Wochen auch in den Morgenstunden, wenn die Marder auf dem Dachboden über dem Schlafzimmer des Elternhauses zu tanzen begannen, regelmäßig verspürt zu haben. Er kannte die Diagnose längst: Angina pectoris! Dieses alte, aus dem Lateinischen stammende Wort verwendete er mit Ehrfurcht. »Angina« heißt übersetzt »den Atem nehmend« oder drastischer »erdrosseln« »Pectus« auf Latein »die Brust«.

Angina pectoris – ein für mich nahezu magischer Begriff, weil schon Großvater und Tanten darunter gelitten hatten. Großvater war daran schließlich gestorben, und zwar ganz in der Art, wie es der große englische Arzt William Heberden, der den Begriff geprägt hat, 1768 beschrieb: »*... es gibt eine Erkrankung der Brust, die durch eindrucksvolle und sehr spezielle Symptome gekennzeichnet ist, sie weisen sehr genau auf die Art der Bedrohung hin. Diese Erkrankung ist relativ häufig und muss ausführlich gewürdigt werden. Ihr Sitz und das Gefühl zu ersticken sowie die Todesangst, die mit ihr einhergeht, rechtfertigt die Bezeichnung »Angina pectoris«. Die betroffenen Menschen werden beim Gehen von einem heftigen Schmerz in der Brust überfallen, vor allem wenn es bergauf geht und kurz nach dem Mittagsmahl. Dieser Schmerz ist so stark und bedrohlich, dass sie annehmen müssen, ihr Leben gehe nun zu Ende. In dem Moment jedoch, in dem sie stehenbleiben, verschwindet dieses Gefühl schnell. Männer scheinen besonders anfällig gegenüber der Krankheit zu sein, vor allem, wenn sie älter als 50 Jahre sind. Nach etwa einem Jahr hören die Brustschmerzen nicht mehr so prompt auf, wenn die Patienten stehenbleiben, und sie treten nicht nur beim Gehen, sondern auch in Ruhe auf. Im Bett, besonders wenn die Patienten auf der linken Seite liegen, sind sie gezwungen, sich hinzusetzen oder gar aufzustehen. In Einzelfällen wird der Anfall auch durch die Bewegungen des Pferdes beim Reiten, das Ruckeln einer Kutsche oder beim Husten, Schlucken, durch Sprechen, durch Stuhlgang nicht selten auch durch psychische Belastungen ausgelöst.*«

Magie entwickelte der Begriff »Angina pectoris« für mich schon lange, bevor ich Heberdens Zeilen las: Mein Großvater und meine Tante benötigten bei einen solchen Anfall nicht selten meine Hilfe, was mich als Achtjährigen mit ungeheurem Stolz erfüllte. Auf Anweisung der Ärzte mussten sie umgehend eine erbsengroße, gefährlich rotglänzende Kapsel, in der eine ölige Flüssigkeit verborgen war, zerbeißen. Diese Zauberkapseln wurden, wenn die Zähne nicht mehr taugten, mit einer Stecknadel aufgestochen, damit die alten Leute die Flüssigkeit heraussaugen konnten.

Ich war mit Begeisterung dafür zuständig, die Kapseln – in einer flachen Blechdose einzeln in einer Art Konfekt-Papier verpackt – und Stecknadel eilig herbeizuschaffen, manchmal die Kapseln sogar aufzustechen, während Großvater mit angespanntem Gesicht in seinem Sessel wartete oder die Tante ein beängstigendes Stöhnen von sich gab. Sobald das Medikament im Mund der Geplagten ihre Wirkung entfaltete, entspannten sich die Gesichtszüge innerhalb weniger Minuten und das Stöhnen ließ nach. Noch phantastischer erschienen die roten Kapseln, nachdem ich gehört hatte, dass sie Nitroglycerin enthielten, das bekanntlich auch zum Sprengen von Felsen in Steinbrüchen eingesetzt wurde! Manchmal frage ich mich, ob ich überhaupt Arzt geworden wäre, hätte ich nicht schon als Kind die Befriedigung verspürt, die man nur empfinden kann, wenn man sich einbildet, ein Menschenleben gerettet zu haben.

V.

Ich war seit wenigen Monaten Chefarzt einer noch kleinen internistischen Abteilung geworden und wähnte meinen Vater bei einem adeligen Kardiologen, der den Ruf genoss, der beste Herzspezialist der Stadt zu sein, und mich durch sein bei meinem Antrittsbesuch zur Schau gestelltes Selbstbewusstsein beeindruckt hatte, in guten Händen.

Das EKG, das zum Ausschluss einer Enge in den Herzgefäßen – Koronargefäße – unter körperlicher Belastung, zum

Beispiel auf einem Standfahrrad, abgeleitet wird, zeigte bei meinem Vater deutliche Veränderungen der elektrischen Herzströme. Dieser Befund ist ein eindeutiges Indiz für eine Engstelle in einem lebenswichtigen großen Koronargefäß, das einen wesentlichen Anteil des Herzmuskels mit dem notwendigen Sauerstoff versorgt.

Der Kardiologe residierte in einem alten Krankenhaus mitten in der Stadt. Als ich zusammen mit meinen Eltern am Tag der Aufnahme meines Vaters früh um acht Uhr den Parkplatz vor dem Haupteingang überquerte, bemerkte ich mit den Augen eines Hilfesuchenden zum ersten Mal, wie schäbig die grauen Mauern und wie wenig einladend der dunkle Eingang wirkten.

Der Herzkatheter war schon für den nächsten Morgen angesetzt. Bei dieser häufig vorgenommenen Untersuchung wird ein feiner Plastikschlauch von einer Pulsader in der Leiste bis in die Herzarterien vorgeschoben. Wird Kontrastmittel in den Schlauch gespritzt, kann man Engstellen oder gar Verschlüsse der Herzgefäße verlässlich nachweisen und oft auch schon mit einem winzigen aufblasbaren Ballon beseitigen.

Ich wartete zusammen mit meiner Mutter im Krankenzimmer, das einen Blick auf den nahen Fluss erlaubte, der nach heftigen Regenfällen Hochwasser führte, auf die Rückkehr meines Vaters. Die braunen Wasserwirbel überschwemmten bereits gierig die grünen Flussufer mit den alten Weiden und schwappten fast bis an die Mauern des Krankenhauses.

Meine Mutter ist eine kleine Frau mit dunklen Haaren, die mich und meine beiden Geschwister mit Sanftmut und fortwährendem Optimismus aufgezogen hat. Keineswegs nur nebenbei erledigte sie die Buchführung der Praxis, zog Unmengen Gemüse und Obst in einem großen Garten und pflegte die Seelen der sensiblen Besitzer kranker Katzen und Hunde. Sie war mit zwanzig aus einem behüteten Professorenhaushalt aufs Land zu ihrem deutlich älteren Mann gezogen und hatte uns Kindern gegenüber selten ein Zeichen von Schwäche zu erkennen gegeben. Jetzt, in diesem schmucklosen Krankenzimmer, das seltsam beherrscht schien von dem leeren Krankenbett, auf dessen Kissen noch der Abdruck meines Vaters zu erkennen war, wirkte sie auf mich erstmals hilflos und verletzlich. Sie schien zu ahnen, dass die schwersten Tage ihrer fast fünfzig Jahre währenden Ehe noch vor ihr lagen.

Nach zwei Stunden des Wartens wurde Vater wieder ins Zimmer geschoben. Er wirkte schon auf den ersten Blick verändert: Schläfrig zwar noch durch die beruhigende Spritze, trotzdem schon hektisch um sich blickend und an seinem verwaschenen blauen Nachthemd nestelnd. Auf Fragen meiner Mutter antwortete er wirr, auch wenn seine hellen Augen strahlten, als er sie erkannte. Die Assistenzärztin, die kurz darauf erschien, berichtete von einer nicht zu behandelnden Engstelle in der Arterie – »Hauptstammstenose abgangsnah« – und kündigte den Besuch des Chefarztes in den Nachmittagsstunden an. Als er endlich erschien, wiederholte der Adelige den Befund und kommentierte, mich skeptisch musternd: »Ich würde bei dem Alter auch keine Operation riskieren!« und verschwand.

Die kommende Nacht konnte meine Mutter bei Vater bleiben – angesichts der wenigen Zweibettzimmer in diesem Haus ein Privileg. Am frühen Morgen des nächsten Tages rief Mutter mich völlig aufgelöst schon um sechs Uhr an und berichtete von Wahnvorstellungen, Ängsten und völliger Desorientiertheit meines Vaters, beide Eltern hatten kein Auge zugetan. Auch als ich kurz darauf bei ihnen war, hatte sich mein Vater noch nicht beruhigt, er sprach von Operationen an Katzen, Hunden und Pferden, die er unbedingt durchführen müsse, und erkannte mich kaum.

Der kardiologische Chefarzt wurde von meinem Vater bei der Entlassungsbesprechung als Major bezeichnet. Entsprechend gehorsam und kleinlaut hörte sich mein Vater die Anordnungen von Medikamenten und Verhaltensregeln an. Dann wurde er nach Hause entlassen, womit eine nahezu zweijährige Leidensgeschichte ihren Lauf nahm.

VI.

In den ersten Monaten nach der ausweglosen Diagnose standen die Angina pectoris-Beschwerden im Vordergrund, mein Vater und wir alle rechneten damit, dass es in Kürze zu einem tödlichen Herzinfarkt kommen würde. Da die starken Brustschmerzen schon nach kurzen Gehstrecken – auch wenn sie mit kleinen Schleichschritten zurückgelegt wurden – auftraten, verließ er so gut wie nie mehr das Haus. Seine Welt verengte sich auf das Schlafzimmer und ein helles Anbauzimmer. Er schlief noch in dem Bett, aus dem er früher oft in der Nacht blitzschnell aufgesprungen war, um bei einer Schweinegeburt oder einem anderen veterinärmedizinischen Notfall zu helfen. Jetzt wurde er nach meist unruhigen Nächten mühsam und zunehmend zeitraubend (er interpretierte jede körperliche Berührung als Angriff, gegen den er sich entsprechend zur Wehr setzte) gewaschen, angezogen und die steile Treppe mit Hilfe eines speziellen Rollstuhles hinuntertransportiert.

Das Verdrängen von Sorgen und Problemen hatte ich schon in den ersten Jahren meiner Tätigkeit als Assistenzarzt perfektioniert, um meinem Verantwortungsgefühl für die schwerkranken Patienten wenigstens in der freien Zeit entgehen zu können. Nur in Phasen der Ruhe überfielen mich daher Sorgen bei der Vorstellung, wie meine kleine Mutter Mann und Stuhl die steilen Stufen hinauf- und hinunterwuchtete.

Den Tag verbrachte Vater dann überwiegend in einem sündhaft teuren grünen Ledersessel, der durch verborgene Elektromotoren in alle Stellungen von der Senkrechten bis in die Horizontale gebracht werden konnte. Typische Angina pectoris-Attacken mit heftigen Brustschmerzen ließen ihn meist frühmorgens zwischen vier und fünf Uhr aufwachen, wenn die ersten Berufspendler den Berg, an dem das Haus liegt, hinabrasten. Meine Mutter musste ihm dann rasch die nötigen Medikamente einflößen, um den tödlichen Krampf der Herzgefäße zu lösen.

In dieser Zeit lernte ich viel über die Wirkweise der Medikamente, noch bei keinem Patienten hatte ich so sorgfältig die Einnahmezeitpunkte der Nitrate – in einer länger wirksamen Form als Tabletten und als Spray (immerhin war aber die Flasche noch rot), wenn die Wirkung schnell benötigt wurde – an das Auftreten der Beschwerden angepasst. Ich wurde jetzt nicht anhand großer Studien und durch Pharmavertreter von der Wirksamkeit dieser Mittel unterrichtet, es waren die täglichen telefonischen Meldungen über Erfolge und Niederlagen, die mich überzeugten. Tatsächlich – Betablocker, Nitrate und Molsidomin (so nennen sich die wirksamsten Waffen gegen Angina pectoris) pünktlich eingenommen, ließen die Beschwerden seltener werden, wenn sie auch nie völlig verschwanden. Vielleicht halfen auch die guten alten Weidenrindenextrakte (Aspirin) oder die teuren Statine, die nicht nur die Blutfette senken, sondern auch die Arteriosklerose der Blutgefäße stoppen sollten.

Die Verengung seiner Welt war aber nicht nur durch die Grenzen, die ihm die Angina pectoris zog, hervorgerufen, sie verkleinerte sich auch immer stärker durch seine nachlassende Wahrnehmungsfähigkeit und durch die immer bedrohlicher werdende Unfähigkeit, seine Gefühle zu kontrollieren. Rückblickend betrachtet, hat sich mein Vater damals immer mehr gegenüber seiner Umgebung abgekapselt, nur meine Mutter hatte noch beschränkten Zutritt zu seiner Welt. Entsprechend abhängig wurde er von ihr; keinen Gang wollte er ohne sie tun, und wenn sie das Haus verlassen musste, wartete er mit gehetztem Gesicht hinter dem kleinen Fenster in der Haustür; seine große Nase war durch das Fenster schon vom Hof aus zu sehen. Lange wollte ich diese Symptome nicht den richtigen Diagnosen zuordnen, bald aber stand fest: Parkinson und Alzheimer-Demenz hatten die Gewalt über meinen Vater und in der Folge auch über meine Mutter erlangt.

Wie hilflos sind wir Ärzte doch noch immer und wie ahnungslos sind die Autoren der Lehrbücher, die die Symptome beschreiben! Kleinschrittig der Gang, maskenhaft das Gesicht, wie Zahnräder bewegen sich die Beine und Arme in den Gelenken – Parkinson. Der kurze Weg vom grünen Ledersessel zur Toilette oder zum Haustürfenster wurde zu Kilometern. Wollte oder musste (meist bildete er sich nur ein zu müssen) er aufstehen, hob und stützte ihn meine Mutter wie ein Kran, um seinen den Dienst verweigernden Muskeln zu helfen.

Vaters Gesicht zeigte keine Emotionen mehr, er konnte auf das hilflose Lächeln des Besuchers nicht mehr reagieren – wollte er das überhaupt? Auch bei Parkinson wirken Medikamente; Dopamin, ein Botenstoff des Gehirns, bessert, wenn es regelmäßig eingenommen wird, die Symptome zumindest vorübergehend. Stoffe, die die Rezeptoren des Dopamin blockieren, unterstützen diese Wirkung; für aufwändige neurochirurgische Implantationen von Elektrostimulatoren ins Gehirn war mein Vater wiederum zu alt.

Aber was wirkt gegen Alzheimer? Bis heute gibt es kein zuverlässiges Mittel gegen diese Erkrankung, die auch schon die Mutter und die Schwester meines Vaters befallen hatte. Meine Großmutter hatte trotz der Erkrankung bis wenige Tage vor ihrem Tod noch täglich den mit Feldsteinen gepflasterten Hof des kleinen familieneigenen Bauernhofs gefegt, obwohl sie keinen der Bewohner, weder den eigenen Sohn noch die Schwiegertochter oder die drei stämmigen Enkel mehr erkannte. Sie hatte, wenn man sie auf ihren rohen Holzlehnstuhl setzte, ihr ein schartiges Messer in die Hand gedrückt und eine Emaille-Schale in den Schoss gestellt hatte, pünktlich den Berg Kartoffeln geschält, um die hungrig vom Feld heimkehrenden Männer zu sättigen. Kein Arzt hatte damals jedoch das Verdikt »Alzheimer« ausgesprochen, sie war 85 Jahre, »ooroolt und tüterig« wie das auf Plattdeutsch genannt wurde. Kaum jemand im Dorf hätte ihre Symptome als Krankheit erkannt, und so wurde sie auch nicht wie eine Kranke behandelt.

Die Schwester meines Vaters begann schon mit 70 unter den Alzheimer-Symptomen zu leiden. Auch sie erfüllte ihre Pflichten als Bauersfrau selbstverständlich wie ein Uhrwerk weiter, selbst noch, als sie die Namen ihrer Söhne schon längst vergessen hatte. Beide Frauen waren in ihrer großen Familie, die noch vollständig auf den Höfen lebte, geborgen und durch ihre Pflichten, auch wenn sie immer bescheidener ausfielen, beschäftigt und gefordert gewesen.

Zunächst fuhr ich jedes Wochenende zu meinen Eltern, mit der zäh vergehenden Zeit wurden die Abstände zwischen den Besuchen allerdings größer, zuletzt blieb ich auch kaum mehr als zwei mir ewig lang erscheinende Stunden. Wie im Zeitraffer beobachtete ich den zunehmenden Verfall meines Vaters: Zuerst konnte er noch, um jedes Wort ringend, kurze Sätze sprechen, auch wenn sie immer sinnentleerter schienen. Dann reduzierte sich der Wortschatz auf kaum mehr als zehn Begriffe, die ohne Zusammenhang aneinandergereiht wurden. Schließlich kannte er nur noch den Vornamen meiner Mutter, der ihm stotternd von den Lippen kam. Bewegung wurde zur Qual, die wenigen Trippelschritte waren nach einem halben Jahr schon die Ausnahme, der Gang zur Toilette am Arm meiner Mutter wurde abgelöst vom Wechseln der Windeln im Sessel oder des nachts im Bett.

Anders als man es hört und auch anders als bei den Alzheimer-Frauen in unserer Familie, zeigte sich die Erkrankung bei meinem Vater nicht gemildert durch eine Regression in kindlich naive Freundlichkeit. Bei ihm war der Verlauf bösartig: Er litt wie ein gequältes Tier unter der Zerstörung seiner Persönlichkeit, er weinte jeden Tag und fluchte in immer kürzeren Ausdrücken, solang es ihm möglich war.

Nahm er am Anfang von freundlichen Worten dankbar Notiz, indem sich sein zorniger Blick entspannte, beherrschte in den letzten Monaten seines Lebens die Wut sein Wesen. Entspannten sich in der frühen Zeit der Erkrankung noch seine Muskeln und seine Gesichtszüge, wenn meine Mutter ihn streichelte, kam es am Ende vor, dass er selbst nach ihr schlug. Verzweifeltes Rufen war am Ende zu einem zornigen Stöhnen geworden. Meine Mutter versuchte mir vorzumachen, dass sie an den Tagen zwischen meinen Besuchen auch ruhige Minuten miteinander verbrachten; an ihrem zunehmend ängstlichem Verhalten und ihrer Erschöpfung ließ sich etwas anderes ablesen. Nach zwei Jahren, in denen die Krankheit unaufhaltsam fortschritt, schien Mutter fast erleichtert, wenn ich das Haus wieder verließ und sie ihren stillen Kampf allein weiterführen konnte.

Es gab keine Hilfe. Nicht durch Medikamente und auch nicht durch die »professionellen« Pflegekräfte, die morgens um sechs Uhr seinen mageren Körper für eine halbe Stunde wuschen und ihm die Kleider überstreiften, aber manchmal schon unwillig reagierten, wenn Waschschüssel und Handtücher nicht pünktlich parat standen.

Ein älterer Nervenarzt bewirkte durch seine Menschlichkeit immerhin für eine Weile Hoffnung, eine Physiotherapeutin leistete Ähnliches. Ein wirklicher Lichtblick waren die Zivildienst leistenden jungen Männer, die Engagement und Betroffenheit zeigten. Meine Mutter vermisste sie immer wieder schmerzlich, wenn ihre Dienstzeit zu Ende ging. Während der letzten sechs Monate erschien mir das Haus kälter als sonst, der Geruch nach Blumen und Bratensauce, der früher vorgeherrscht hatte, war dem Geruch der Chemikalien, die nur oberflächlich und befristet den nach Urin und Kot verdrängen konnte, gewichen. Meine Mutter war nur noch ein Schatten ihrer selbst, mit tiefen grauen Ringen unter den Augen und nur notdürftig gebürstetem Haar, vor allem hatte sie ihren unzerstörbaren Optimismus verloren.

Wir hatten nie ausdrücklich über das Vorgehen bei einer akuten Verschlechterung des Zustandes meines Vaters reden müssen, eine Verlegung in ein Krankenhaus oder ein Pflegeheim war für meine Mutter indiskutabel. Das wäre ihr unmenschlich und abwegig vorgekommen. Eine notarielle Verfügung war unnötig, mein Vater hatte, solange er noch einigermaßen Herr seines Bewusstseins war, vor allem die Worte »ich will nicht mehr!«, »ich kann nicht mehr!«, »ich will sterben!« wiederholt. Im Grunde warteten wir auf das Fortschreiten seiner zahlreichen Gebrechen, die seinem Siechtum ein Ende setzen würden. Sein Leben war auf wenige körperliche Basisfunktionen reduziert – vita minima – und auf diese Weise schonte sich sein Körper: Das Herz war durch die Bettlägerigkeit entlastet, durch liebevolle Sorge konnte er nicht verhungern oder an den Folgen mangelnder Hygiene versterben.

VII.

Arbeit ist in unserer Familie immer etwas »Heiliges« gewesen. Mein Vater durfte bei seinen Tätigkeiten, war es nun ein echter tierärztlicher Notfall oder eine Reihenimpfung gegen Tuberkulose bei Rindern, die unbedingt an den Weihnachtsfeiertagen erfolgen musste, nie gestört werden. Ich wusste also, dass es ernst war, als Mutter mich an einem trüben Vorfrühlingstag am späten Nachmittag im Krankenhaus anrief. Seit den frühen Morgenstunden war er unruhig, hatte gehustet, der Körper war heiß, die Haut feucht, die Atmung schnell, die Temperatur auf über 39 Grad angestiegen.

Noch in meiner Kindheit wäre in einer solchen Situation der alte, großgewachsene Dorfarzt angerufen worden, aber möglicherweise nicht einmal selbst gekommen. Er hätte schon in den Monaten zuvor mit klugem Blick über seine Brillengläser hinweg alle Vorkehrungen und Entscheidungen getroffen. Eine Diskussion darüber, welche Maßnahmen bei einer Lungenentzündung seines an Parkinson und Alzheimer im Endstadium leidenden Freundes, des Dorftierarztes, zu treffen seien, hätte ihn zornig werden lassen.

Die allseits geachtete Gemeindeschwester Elisabeth wäre auf ihrem alten hochrädrigen Fahrrad schon in den Morgenstunden am Bett gewesen und hätte mit der Autorität, die ihr die stets steif gestärkte blaugraue, bodenlange Schwesterntracht mit der weißen Schürze und der kunstvoll gefalteten weiß-strahlenden Haube verlieh, die erste Dosis Morphium verabreicht.

Heute wird in solchen Situationen in der Regel der Notarzt gerufen. Junge, oft unerfahrene Kolleginnen und

Kollegen, die ein zusätzliches Einkommen benötigen, gelegentlich auch Kinder- oder Frauenärzte in der Ausbildung, übernehmen die Nacht- und Wochenenddienste von den niedergelassenen Haus- und Fachärzten. Zwangsläufig werden Patienten wie mein Vater von diesen Notärzten, die weder sie, noch ihre Familie, natürlich auch ihre Krankengeschichte nicht kennen, in ein Krankenhaus eingewiesen. Der diensthabende Krankenhausarzt wiederum hätte es fraglos als seine Pflicht angesehen, eine Antibiotikatherapie zu beginnen. Es mag sogar sein, dass er eine Überwachung auf der Intensivstation angeordnet hätte. Selten gibt es noch einen Hausarzt, der sich auch nach Dienstschluss weiter um seine Patienten kümmert.

Rasch holte ich nach dem Anruf meiner Mutter meinen kleinen Arztkoffer, packte flüchtig ein paar Dinge zusammen und fuhr mit bangem Gefühl durch die Dämmerung zu meinem Elternhaus. Ich ahnte, dass mein Vater sterben würde, und war darauf eingerichtet, bis zu seinem Ende zu bleiben.

Als ich zusammen mit meiner Mutter in den frühen Abendstunden an sein Bett trat, war er schon nicht mehr ansprechbar. Er wälzte sich in Schweiß gebadet im Bett, sein Atem ging schnell und rasselnd und er schien immer wieder an Luftnot zu leiden. Sein Aussehen hatte sich schon verändert, so, wie sich viele Menschen kurz vor ihrem Tod verändern, er schien irgendwie kleiner, die Wangen eingefallen, um den Mund eigenartig blass. Morgens hatte er noch ein wenig Wasser getrunken und meine Mutter meinte, er hätte sie nach langer Zeit endlich einmal wieder erkannt.

Nun wuschen wir ihn vorsichtig und betteten ihn frisch. Dann spritzte ich eine halbe Ampulle Morphium unter die Haut und wir sahen an seinem Bett sitzend zu, wie seine Atmung ruhiger wurde und er sich entspannte.

Wir wechselten ins Nebenzimmer, ich aß eine Scheibe graues Brot mit der fetten harten Mettwurst meiner Heimat und wir tranken trockenen Weißwein. Über zwei Stunden erzählten wir uns Geschichten aus den letzten 40 Jahren, wir unterhielten uns, als ob Angst und Sorgen schon vergessen wären. Dann hörten wir, wie sich im Nachbarzimmer seine Atmung wieder beschleunigte und die Unruhe zunahm. Meine Mutter konnte sich kaum noch aufrecht halten, der Tag hatte ihre letzten Kräfte aufgezehrt. Sie machte sich für die Nacht zurecht, legte sich in das Ehebett neben ihren Mann, wie sie es über fünfzig Jahre getan hatte und nahm seine Hand in die ihre. Ich injizierte die zweite Hälfte der angebrochenen Ampulle, dunkelte das Licht ab; beide ruhten nun wie in einen warmen Schatten gehüllt. Dann setzte ich mich ins Nebenzimmer, versuchte ein altes Buch zu lesen, trank den Rest des Weines und lauschte auf die Geräusche im Schlafzimmer der Eltern.

Als ich nach einigen Stunden, es muss gegen zwei Uhr morgens gewesen sein, im Sessel aufschreckte, weil sich die Marder auf dem Dachboden eine wilde Jagd lieferten, waren die Atemzüge meines Vaters unregelmäßig geworden. Die Pausen verlängerten sich immer mehr, die Minuten, in denen das rasselnde Atmen zu hören war, wurden kürzer, das Atemgeräusch immer leiser. Schließlich war nur noch das regelmäßige Atmen meiner Mutter zu hören. Ich lauschte angestrengt, aber es blieb dabei, zum ersten Mal seit Jahrzehnten gab es nur noch einen Menschen, der im Schlafzimmer meiner Eltern schlief und atmete. Nach endlosen Minuten stand ich leise auf und setzte mich auf den Stuhl neben meine Mutter, deren Hand immer noch auf der ihres Mannes lag. Ich blieb dort sitzen, bis es langsam hell wurde im Zimmer und sie erwachte.

Es kam so, wie ich es kaum zu hoffen gewagt hatte: Meine Mutter war an den harten Jahren nicht endgültig zerbrochen. Ich musste ihr nicht sagen, wie stolz wir auf sie waren – was sie geleistet hatte.

An diesem Morgen konnten wir sogar schon wieder zaghaft lachen, nachdem wir die unsicheren Worte des Pastors hinter uns hatten und als wir die erdig-schmutzigen Manschetten des Beerdigungsunternehmers, der auf meinen

Anruf gewartet zu haben schien, zu Gesicht bekamen, als er die Tasse mit dem guten Kaffee meiner Mutter genüsslich zum Mund hob.

Mexikanische Schwestern

1995 war ich schon 15 Jahre als Nierenarzt – Nephrologe – an der Medizinischen Hochschule Hannover tätig. Letztlich hatte mich das rein zufällig gefundene Thema meiner Promotionsschrift dieses Fach wählen lassen, vielleicht war es aber auch ein Stück Fügung: Mein Patenonkel, einer der ersten Nierenärzte Deutschlands, war früh verstorben – lange bevor er die vielen medizinischen Möglichkeiten, Nierenkranken zu helfen, kennenlernen und einsetzen konnte. Mein Chef in Hannover förderte einen lange geplanten Auslandsaufenthalt in einem nordamerikanischen Labor nicht wirklich; ein Grund war sicher, dass ich inzwischen recht gut für die klinische Arbeit zu gebrauchen war. Sicher hatte ich aber auch den nötigen Nachdruck bei der Forderung, eine Zeit im Labor verbringen zu dürfen, vermissen lassen. Die Ursache hierfür lag in meiner Begeisterung für die klinische Arbeit in der Nephrologie. Bis heute sind die Nieren das einzige Organ, dessen lebenswichtige Aufgaben (u.a. Entgiftung, Entwässerung, Blutdruckregulation und Hormonbildung) durch Geräte und Medikamente langfristig übernommen werden können, selbst wenn sie ihre Arbeit gänzlich eingestellt haben. Die Transplantation der Nieren schließlich bot schon seit Anfang der 80er Jahre den nierenkranken Patienten die Hoffnung, wieder ein nahezu normales Leben führen zu können.

Die Medizinische Hochschule war in dieser Hinsicht der ideale Platz. In allen Bereichen der Nierenheilkunde war der Ruf der Klinik so gut, dass die Patienten von weither kamen, um sich untersuchen und behandeln zu lassen. Auf dem Gebiet der Nierentransplantation arbeitete Professor Ulrich Frei von nephrologischer Seite an der Front der klinischen Versorgung. Er bildete die wichtige internistische Ergänzung zur chirurgischen Transplantationsmedizin, die in Hannover von Prof. Pichlmayr aufgebaut und zur bekanntesten in Europa gemacht worden war. Ich hatte Frei in den letzten Jahren über die Schulter sehen dürfen, aber – auch weil er die wirklich wichtigen Entscheidungen selbst treffen wollte – nicht einmal annähernd sein Niveau erreicht.

1995 wurde Frei auf den nephrologischen Lehrstuhl der Charité in Berlin berufen. Ich war der nächste in der Hierarchie und wurde sein Nachfolger als Transplantationsoberarzt. Der Aufgabe widmete ich mich leidenschaftlich und nach einiger Zeit, auch weil Prof. Pichlmayr mir wohlgesonnen war und meine Startprobleme souverän ertrug, wohl auch ganz ordentlich. Großes Engagement war vonnöten: Eine Zentrale im holländischen Leiden verteilt die von Verstorbenen entnommenen Nieren auf die am besten passenden nierenkranken Empfänger in ganz Europa. Von Frei hatte ich die Aufgabe übernommen, die Dialysepatienten, für die ein solches »Organangebot« aus Leiden kam, auf ihre Operationsfähigkeit hin zu überprüfen, die Organe zu akzeptieren oder die Transplantation abzulehnen. Das geschieht aufgrund der Akten, aber auch durch Anrufe bei den Dialysepraxen, deren Patienten in Hannover auf der Warteliste standen. Die Transplantationsangebote kamen meist nachts. Sicher jede zweite Nacht klingelte mindestens ein-, meist dreimal das Telefon; Frei hatte das fast zehn Jahre klaglos durchgehalten, also kam Schlappmachen für mich nicht infrage.

Unter Prof. Frei hatte sich in Hannover die längste Warteliste von Patienten, die nierentransplantiert werden wollten, in Deutschland entwickelt. Viele Patienten setzten ihre letzte Hoffnung auf uns, nachdem sie zuvor von anderen Transplantationszentren wegen eines angeblich zu hohen Risikos abgelehnt worden waren. Wenn es darum ging, ob ein Patient überhaupt transplantiert werden konnte, vertraute Kollege Frei auf die Güte seiner eigenen Betreuung und die Qualität der Chirurgie und handelte nach dem Wahlspruch: »Wenn wir das nicht machen, wer soll das denn dann tun!«

Eine der wenigen Möglichkeiten, die Knappheit der Spenderorgane, die auch in den 90er Jahren schon bedrückend war, zu umgehen, bot die »Lebend-Transplantation«, also die Organentnahme von lebenden, meist mit dem Dialysepatienten verwandten Spendern.

Die Familie A. besaß einen kleinen Bauernhof in Mexiko, unweit der Grenze zu den USA. Als die beiden Töchter 13 und sieben Jahre alt waren, starben die Eltern bei einem Autounfall. Die ältere Schwester Sophia übernahm die Rolle von Vater und Mutter und sorgte für ihre kleine Schwester. Mit der Hilfe eines Onkels wurde eine Parzelle des Hofes nach der anderen verkauft, damit die Kinder vom Erlös leben konnten. Fünf Jahre später wohnten sie noch immer im alten Farmhaus der Eltern, aber das Geld, das für den Verkauf der letzten Wiese bezahlt worden war, ging allmählich zu Ende. Seit langem hatten sie den Plan, gemeinsam in die USA zu emigrieren, um dort Geld zu verdienen. Rosa, die jüngere Schwester, war allerdings erst zwölf Jahre alt und damit viel zu jung. Die Familie des Onkels nahm die Kleine auf und Sophia versprach, regelmäßig Geld zu schicken, damit Rosa weiter zur Schule gehen konnte. Sophia schickte das Geld immer pünktlich, bis Rosa, inzwischen 18 Jahre alt, einen Campesino aus der Nachbarschaft heiratete und für sich selbst sorgen konnte. Die Beziehung der beiden Schwestern war auch während der Trennung sehr eng geblieben, Sophia kam zu jedem Fest über die Grenze nach Hause, und sie schrieben sich fast jede Woche.

Rosa war inzwischen 22 Jahre alt, in den letzten Briefen hatte sie oft vom Kummer, den die Kinderlosigkeit ihrer Ehe machte, berichtet. Sie führte sie auf eine allgemeine Schwäche ihres Körpers zurück, seit einiger Zeit konnte sie kaum bis zum kleinen Kaufladen des Dorfes gehen, ohne Stehenbleiben zu müssen. Die Hausarbeit schaffte sie nur mit großer Anstrengung, auf keinen Fall wollte sie jedoch, dass ihr Mann etwas von dieser lähmenden Müdigkeit bemerkte, die sie zu immer längeren Mittagsschläfchen zwang. Jetzt war auch noch ein eigenartiger Geschmack im Mund aufgetreten, ihr wurde schon übel, wenn sie nur daran dachte, Essen mochte sie kaum etwas. Sie war bereits beim Schamanen gewesen, der von den Dorfbewohnern immer aufgesucht wurde, bevor sie die Fahrt zur Ambulanz in die nächste Kreisstadt unternahmen. Der Heiler war sich sicher, dass ein böser Geist Besitz von ihr ergriffen hatte, man konnte ihn ja sogar riechen. Eine Nachbarin bestätigte Rosa, dass sie aus dem Mund roch, so übel wie abgestandener Urin. Leider halfen die Kräuter und der Zauber, die der Heiler verordnete, überhaupt nicht, es ging Rosa eher schlechter als besser.

Da die Schwestern den Ärzten in der mexikanischen Ambulanz nicht vertrauten, organisierte Sophia einen Termin bei ihrem Chef, einem Arzt für Allgemeinmedizin in Kalifornien. In seiner Familie hatte sie, kurz nachdem sie über die Grenze nach Kalifornien geschlichen war, zunächst als Haushälterin angefangen, bevor sie nach einer Ausbildung Sprechstundenhilfe in seiner Praxis geworden war.

Nach einer langen Busfahrt über die Grenze und viel Aufregung beim Umsteigen, wurde Rosa von der besorgten Sophia liebevoll begrüßt. Ein ausführlicher Schwatz über Neuigkeiten aus dem Heimatdorf musste jedoch ausfallen, Rosa konnte nach der langen Fahrt kaum noch stehen. Sophia bemerkte sofort, wie blass ihre Schwester aussah, das Weiße in den Augen und die Schleimhäute wirkten kaum durchblutet, der Puls lag, auch nachdem sich Rosa ein paar Minuten ausgeruht hatte, bei über 100 Schlägen pro Minute. Die Knöchel waren geschwollen und der Mundgeruch war aus der Nähe kaum zu ertragen. Sophia hatte eine kurze Untersuchung vorgenommen, während ihre kleine Schwester auf dem Bett lag und mitten in ihrer Erzählung eingeschlafen war. Inzwischen verstand die Sprechstundenhilfe genug von Medizin, sie konnte in dieser Nacht auf der Couch im winzigen Wohnzimmer vor Sorge keinen Schlaf finden.

Früh am nächsten Morgen fuhren sie durch den strahlenden kalifornischen Morgen in die Praxis, in der Sophia arbeitete; den wolkenlosen blauen Himmel und die klare Luft des nahen Ozeans nahmen die beiden kaum wahr. Dr. Morales, ein aus Mexiko stammender Mediziner, der in San Francisco studiert hatte, untersuchte Rosa gründlich, schickte Urin- und Blutproben ins Labor und führte eine Ultraschalluntersuchung der Bauchorgane durch.

Die Mittagspause verbrachten Rosa und Sophia in einem Park voller Blumen und einem künstlich angelegten See, der nur zwei Straßen entfernt lag; sie setzten sich auf eine Bank und aßen Bucchitos, die besser als alle waren, die es in Mexiko gab. Sophia beobachtete sehr genau, dass Rosa schon nach dem ersten Bissen vor lauter Übelkeit würgen musste.

Am Ende des Arbeitstages saßen die beiden Dr. Morales gegenüber. Der untersetzte, ältere Doktor, der die tüchtige und immer freundliche Sophia inzwischen sehr schätzte, hatte Schweißperlen auf der Stirn, auch das Hemd sah aus, als ob er den ganzen Tag auf dem Feld gearbeitet hätte. Sophia kannte ihren Chef mittlerweile gut genug, um sofort zu wissen, dass er schlechte Nachrichten für sie hatte: »Rosas Nieren sind das Problem, ich weiß nicht warum, welche Erkrankung daran schuld ist, aber sie sind schon stark verkleinert und arbeiten nur noch zu etwa zehn Prozent. Die Folgen sind eine Blutarmut – deshalb fühlt sie sich so müde – und eine Blutvergiftung – daher kommt der schlechte Geschmack im Mund. Auch das Wasser wird nicht mehr genügend ausgeschieden, daher rühren die Schwellungen an den Beinen, und in der Lunge höre ich auch Wasser!«

Im Nachhinein erinnerten sich die beiden Schwestern an die Mittagspause im Park als den letzten Augenblick in einer ruhigen, ihnen wohlgesonnenen Welt und das Gespräch mit dem freundlichen, dicken Doktor, dem die Haare aus den Ohren wuchsen, als den Beginn einer Zeit der Ängste und des Kampfes.

Doktor Morales wusste, was in diesem Stadium einer Nierenkrankheit das einzige Mittel war, um Rosas Leben zu retten: Es musste sobald als möglich eine Blutwäsche, eine

Dialysebehandlung gestartet werden. Wäre sie Amerikanerin gewesen, hätte er sie schon am nächsten Tag in den großen Glaspalast geschickt, in dem die Dialyseärzte der Stadt ihre Patienten behandelten. Aber eine Mexikanerin? Morales hatte nur eine vage Vorstellung davon, wie es um die Versorgung der nierenkranken Patienten auf dem Land in seiner Heimat bestellt war. Zunächst wollte er seine Einschätzung jedoch von einem Fachmann in der Klinik, einem Nephrologen, mit dem er weitläufig bekannt war, bestätigen lassen. Schon am nächsten Tag saßen die beiden Schwestern diesem anderen Arzt, wiederum einem ehemaligen Landsmann, gegenüber. Er wiederholte nur kurz die Ultraschalluntersuchung und sah sich Rosa genau an, bevor er die Einschätzung von Dr. Morales bestätigte. Es gab keine Chance, die Nieren, die ja schon narbig verkleinert waren, wieder zu heilen, eine Dialyse war nötig, und zwar so schnell als möglich. Der Arzt wusste, dass in Mexiko gerade jüngere Patienten wie Rosa durchaus mit Dialyse versorgt werden konnten. Aus einem Verzeichnis, das er zielsicher aus einem der Stapel auf seinem Schreibtisch zog, ging hervor, dass es in der Kreisstadt, in der Nähe des Heimatdorfes der beiden Schwestern, einen Arzt gab, der entsprechend ausgebildet und verantwortlich für die Nierenpatienten war.

Eine wichtige Bemerkung des amerikanischen Arztes, ganz am Schluss des Gespräches, ging Sophia in den folgenden Monaten nicht mehr aus dem Kopf: »Die beste Chance für Rosa wäre aber eine Nierentransplantation. Da sind die Aussichten am günstigsten, sie könnte wieder ein normales Leben führen, vielleicht sogar ein Kind bekommen. Es wäre vielleicht möglich, dass Sie, Sophia, Ihrer Schwester eine Niere spenden könnten. Ich sehe ja, wie sehr Sie an Ihrer Schwester hängen. Das würde natürlich nur gemacht werden können, wenn Sie selbst und Ihre Nieren völlig gesund sind, wenn für Sie kein Risiko besteht.«

Die beiden Schwestern gingen wie erschlagen nach Hause, sie hatten sehr wohl verstanden: Rosa würde ohne Dialyse in den nächsten Monaten sterben. Und sie hatten ebenfalls verstanden, dass als Dialysepatientin ein Leben als Bauersfrau in Mexiko, die mitarbeiten muss, damit die kleine Familie wirtschaftlich überleben kann, unmöglich sein würde. Allein die Fahrt in die Kreisstadt dauerte mit dem Bus hin und zurück über drei Stunden. Zusammen mit der Dialyse, die drei Mal in der Woche durchgeführt werden muss, wäre Rosa drei volle Tage nicht zu Haus. Unvorstellbar! Sie wussten auch, dass das Ganze teuer werden würde, Arztbesuche kosteten die Patienten immer auf die eine oder andere Weise Geld, selbst wenn die Dialyse, wie es der Arzt angedeutet hatte, durch den mexikanischen Staat bezahlt würde. Sonnenklar, dass Sophia ihre Schwester nicht nach Mexiko begleiten konnte, sie musste in den USA unbedingt weiter Geld verdienen.

Also fuhr Rosa nach drei Tagen allein in ihr Dorf zurück. Völlig zerschlagen betrat sie nach der langen Fahrt ihr altes, baufälliges Farmhaus. Ihr Mann hatte sich Mühe gegeben: Die meisten Aufgaben, die sonst von ihr erledigt wurden, hatte er nach einem anstrengenden Tag auf dem Feld noch geschafft. Rosa musste sich gleich aufs Bett legen, so müde war sie. Als ihr Mann abends nach Haus kam, wachte sie auf, als er sich neben sie legte. Unter Tränen berichtete sie ihm, was die Ärzte gesagt hatten. Er war ein guter Mann und er liebte sie – vielleicht gerade, weil sie immer so schutzbedürftig gewirkt hatte. Manuel Riaz würde seine Rosa nicht allein lassen, er versicherte ihr, dass sie es gemeinsam schaffen würden, und sie schliefen Arm in Arm ein.

Rosa fuhr zwei Tage später mit dem Bus in die Kleinstadt zu dem Nierenarzt, der ihr genannt worden war. Schon das überfüllte, bunte Wartezimmer zeigte ihr, dass hier alles ganz anders war als in den USA. Der Arzt bestätigte die Ergebnisse seiner amerikanischen Kollegen, neu für Rosa war nur, dass er die Methode der Bauchfelldialyse erwähnte, die Rosa zu Hause machen könne, nur alle vier Wochen müsse sie dann zu ihm kommen. Leider könne er aber im Moment noch nicht mit der Dialyse beginnen, es ginge ihr ja noch relativ gut und andere Patienten, die für die Bauchfelldialyse trainiert werden müssten, wären schlechter dran als sie.

Am Ende des Gespräches war Rosa vor allem froh zu hören, dass es eine Methode gab, die sie zu Haus würde durchführen können. Sie fragte aber noch nach der Möglichkeit der Transplantation, die der amerikanische Arzt erwähnt hatte. »Das können wir hier nicht machen, das muss in der Hauptstadt geprüft werden. Da kann ich sie, wenn sie in vier Wochen wieder kommen, anmelden. Ihre Schwester müsste aber mit nach Mexiko City fahren!«

Die Schwestern telefonierten noch am gleichen Abend; beide waren erleichtert, dass offenbar noch Zeit blieb und es zudem eine Möglichkeit gab, die lebensrettende Dialysetherapie zu Hause durchzuführen. Sophia nahm sich vor, ihren Arzt zu fragen, ob man einer Verwandtentransplantation nicht in Amerika durchführen könne. Gleich am nächsten Tag sprach sie mit Dr. Morales, der sie zu einem Gespräch bei dem Nierenspezialisten im Krankenhaus, bei dem schon ihre Schwester gewesen war, anmeldete. Dr. Miller, er hatte den Namen seiner amerikanischen Frau angenommen, nahm sich einige Tage später viel Zeit für Sophia und um anhand einiger Tests zu prüfen, ob sich Sophia überhaupt als Nierenspenderin für ihre Schwester eignete. Er veranlasste die Untersuchungen, obwohl er beobachtet hatte, wie Sophia zusammenzuckte als er ihr – nach kurzem Zögern – mitteilte, dass die Transplantation für eine Ausländerin mindestens 50.000 Dollar kosten würde. Sophia hatte zwar sofort behauptet, das sei kein Problem, aber dem Arzt war klar, dass das nicht stimmte. Er hatte schon häufiger mexikanischen Landsleuten gegenüber gesessen, die eine teure Behandlung in den USA nicht bezahlen konnten. Deshalb war Dr. Miller fast erleichtert, als er, wiederum einige Tage später, Sophia mitteilen konnte, dass sie als Spenderin nicht infrage käme. Erst als er die Enttäuschung und die Entschlossenheit in ihrem Gesicht sah, erkannte er, dass er so einfach nicht davonkommen würde, er musste die Ablehnung ausführlich erklären: »Ihre Nieren entgiften ihren Körper zwar völlig normal und auch sonst sind sie kerngesund, aber ihr Urin ist nicht in Ordnung, ich habe darin Blutzellen, genauer gesagt rote Blutkörperchen gesehen und es ist auch etwas Eiweiß darin. Beides ist nicht in Ordnung, vielleicht haben sie eine familiäre Nierenerkrankung. Wenn das der Fall wäre, könnte es passieren, dass Sie selbst irgendwann an die Dialyse müssen – ich kann es nicht verantworten, dass das wesentlich früher passiert, weil Sie nur noch eine Niere haben, nachdem Sie eine ihrer Schwester gespendet haben!« – »Aber woher wissen Sie, dass ich wirklich so eine Erkrankung habe? Meine Nieren arbeiten doch völlig normal! Hätte ich bei einer Erbkrankheit nicht schon längst selbst etwas merken müssen? Ich bin doch viel älter als Rosa!« Sophia war jetzt nicht nur enttäuscht, sondern auch ärgerlich – sie war überzeugt, Dr. Miller habe nur Angst, dass sie die Transplantation nicht bezahlen könne. Aber er zeigte ihr ein Merkblatt der amerikanischen Transplantationsgesellschaft, dessen Inhalt für alle Transplantationszentren in den Vereinigten Staaten von Amerika verpflichtend sei. Dort stand unmissversträdlich, dass mögliche Spender, die selbst krankhafte Urinbefunde hatten, nicht akzeptiert würden, weil die Gefahr, dass sie selbst geschädigt werden würden, zu groß sei. Sophia ließ nicht locker: »Sind sie denn sicher, dass es nirgends jemanden gibt, der uns helfen kann? Bitte überlegen Sie doch noch einmal, bitte hören Sie sich doch noch einmal um!«

So kam es, dass an einem schönen Dienstag im Spätsommer 1997, der Wochentag an dem an der Medizinischen Hochschule Hannover Patienten vorgestellt werden, bei denen eine Verwandtentransplantation zur Diskussion stand, ein mexikanisches Schwesternpaar in unserer, wie immer überfüllten Wartezone saß. Ihr amerikanischer Arzt hatte wohl gemeint, die Regeln für eine Lebendspende seien in Europa noch nicht so genau festgelegt und das größte Transplantationszentrum in Europa war nun einmal das in Hannover. Ich habe nie genau erfahren, wie die beiden die Reise finanziert hatten, ich wusste auch nicht, wo die 50.000 Dollar herstammten, von denen sie immer wieder sprachen. Die begrenzten finanziellen Möglichkeiten der beiden machten es erforderlich, rasch eine Entscheidung zu treffen. Aber nicht nur aus diesem Grund fühlte ich mich unter Druck: Die mexikanischen Schwestern waren sehr sympathisch, ihr Anliegen und ihre Situation ging dem ganzen Team nahe. Sie setzten all ihre Hoffnung in uns und wir spürten eine Art von Verpflichtung, ihnen zu helfen. Waren wir unter diesen Umständen überhaupt in der Lage, eine objektive, allein an den medizinischen Tatsachen ausgerichtete Entscheidung zu treffen?

An der Hochschule wurden damals über 200 Nierentransplantationen pro Jahr durchgeführt, davon etwa 15 Prozent Verwandtentransplantationen, die meisten unter der Obhut der Kinderärzte: Die Nierenspende von Mutter oder Vater für ein nierenkrankes Kind gehörte inzwischen schon zu den Routineeingriffen.

Sophia, als potentielle Nierenspenderin, hatte selbst keine völlig gesunden Nieren. Das hatten wir noch am Vorstellungtag bestätigen können: In ihrem Urin ließen sich geringe Mengen rote Blutkörperchen – Erythrozyturie – und Eiweiß – Proteinurie – nachweisen, sonst war sie gesund. Rosa allerdings war schwerkrank, sie wäre in Deutschland schon an der Dialyse gewesen, so viele Harngifte befanden sich in ihrem Körper. Es war völlig klar: Um eine ernstzunehmende Nierenerkrankung, vielleicht sogar eine ererbte Form bei Sophia ausschließen zu können, musste ein kleines Stück Niere unter dem Mikroskop untersucht werden. Dieses Gewebestück wiederum konnte nur durch eine Nierenbiopsie gewonnen werden. Konnte man bei einer jungen Frau, deren Nieren ansonsten gut funktionierten, eine Nierenbiopsie mit dem Risiko einer Blutung veranlassen, nur weil die geringe Chance bestand, eine Diagnose zu finden, die einer Nierenspende nicht im Weg stehen würde? Ich ließ zunächst alle sonstigen Untersuchungen und Formalien erledigen. Die Ergebnisse waren alle in Ordnung, selbst die Ethikkommission, die bei einer Lebendspende stets um Rat gefragt wird, hatte keine Einwände, allerdings unter dem Vorbehalt, dass keine ernsthafte Nierenerkrankung bei Sophia vorlag.

Pichlmayr verließ sich als Chirurg in einem solchen Fall auf uns Nephrologen, also lag die Entscheidung letztlich allein bei mir. Um mich abzusichern, rief ich in Berlin bei Ulrich Frei an. Als er dann etwas, das in meinen Ohren klang wie:»Wenn du es in Hannover nicht machst, dann mach ich es!« sagte, setzte ich die Nierenbiopsie für den nächsten Tag an. Eine solche Biopsie war auch damals schon relativ risikolos, schwere Blutungen sind, seit es leistungsfähige Ultraschallgeräte gibt, eine Seltenheit geworden. Unter den wachsamen Augen von Rosa verlief die Punktion dann auch problemlos. Die auf dem Bauch liegende Sophia hatte nach der lokalen Betäubung nichts von der Biopsie mitbekommen und war ganz überrascht, wie schnell alles vorbei war.

Zwei Tage später traf das Ergebnis des Nierenpathologen aus Hamburg ein. Der winzige Zylinder (ca. 1 mm im Durchmesser und etwa 8 mm lang) war sowohl unter dem normalen Lichtmikroskop als auch mit 200.000facher Vergrößerung unter einem Elektronenmikroskop untersucht worden. Lichtmikroskopisch ließen die acht entnommenen Nierenkörperchen, die aus dem Knäuel eines winzigen Blutgefäßes – Kapillare – und einer dieses Knäuel umgebenden Kapsel bestehen, keinerlei krankhafte Veränderungen erkennen. Mit Hilfe der starken Vergrößerung des Elektronenmikroskops fand Prof. Helmchen dann den Grund, warum rote Blutkörperchen und Eiweiß im Urin von Sophia nachweisbar waren: Die Basalmembran der Kapillare wirkte unregelmäßig und stellenweise verdickt. Eine gesunde Basalmembran hält die Blutkörperchen im Gefäß zurück und bildet einen Filter für die Ausscheidung von Eiweißen. Die wichtigste Information aber war, dass die Basalmembran des glomerulären Gefäßes wahrscheinlich schon bei Sophias Geburt ähnlich ausgesehen hatte. Es lag also keine Erkrankung der Nieren vor, die hätte fortschreiten und die Nieren weiter zerstören können.

Folglich gab es keinen medizinischen Grund, die Lebendspende nicht zuzulassen.

Vier Wochen, nachdem ich die mexikanischen Schwestern das erste Mal gesehen hatte, wurden sie kurz nacheinander in zwei nebeneinander liegende OPs geschoben. Die Operation wurde von erfahrenen Chirurgen durchgeführt. Zunächst entfernten sie Sophias rechte Niere, die im Ultraschall etwas kleiner als die linke war, also wohl einen geringeren Anteil (etwa 40%) an der Gesamtleistung der Nieren aufwies, als die linke. Die relativ »bessere« Niere blieb somit der Spenderin erhalten. Die Entnahme von Nieren, die transplantiert werden sollen, wird über einen Schnitt in der Flanke vorgenommen, so auch bei Sophia.

Gleichzeitig wurde im Nachbar-OP Rosa vorbereitet, die neue Niere wird in der Leistenregion, außerhalb des eigentlichen Bauchraumes untergebracht und diese Strukturen müssen sorgfältig freigelegt werden. Die eigenen Nieren verbleiben unberührt in den Flanken, unterhalb der Rippenbögen. Nachdem Sophias Niere freipräpariert war, wurde sie über die Blutgefäße sofort mit einer speziellen Perfusionslösung durchspült, damit sich in den Gefäßen keine Thrombosen bilden konnten. Nach dieser Perfusion können die entnommenen Organe durchaus bis zu 48 Stunden, gut gekühlt, transplantierbar bleiben. Allerdings ist ein großer Vorteil der Lebendspende, dass diese Phase der »Kalten Ischämiezeit« nur Minuten dauert. Je kürzer die »Kalte Ischämiezeit«, umso besser ist die Funktionsfähigkeit der transplantierten Niere nach dem Anschluss an die Beckengefäße des Empfängers.

Bei unseren mexikanischen Schwestern lief alles optimal: Ich konnte durch die Glasfenster der Operationssäle beobachten, wie die Niere vorsichtig, fast zärtlich aus Sophias Körper genommen wurde, bevor sie dann eine Schwester, auf Eis gekühlt, ähnlich einer wertvollen Insignie von einem Operationssaal in den anderen trug. Hier warteten schon die Chirurgen, die Rosa vorbereitet hatten. Die Beckenarterie und -vene lagen frei, so dass die Nierengefäße rasch und komplikationslos seitlich angenäht werden konnten. Dann öffnete der Chirurg mit einem kleinen Schnitt Rosas Harnblase und nähte auf die entstandene Öffnung den Harnleiter der transplantierten Niere. Damit waren die wesentlichen Schritte vollzogen, das Operationsgebiet konnte wieder verschlossen werden. Und schon bevor die letzte Naht gesetzt war, hatte ich die ersten Milliliter Urin in dem am Fußende hängenden Katheterbeutel erspäht: Die Transplantation war eindeutig erfolgreich verlaufen, Sophias Niere arbeitete bereits jetzt in Rosas Körper, eine Welle der Erleichterung machte sich in mir breit. Ich hatte der Operation, die nur etwa eine Stunde gedauert hatte, zugesehen und war mir dabei wie immer, wenn ich den Chirurgen bei der Arbeit zusah, ziemlich überflüssig vorgekommen.

In den nächsten Tagen zeigte sich sehr schnell, wie weit die Harnvergiftung vor der Transplantation bei Rosa bereits fortgeschritten gewesen war – mit jedem Tag ging es ihr besser, die Übelkeit verschwand, die Atmung war wieder völlig normal – kurz gesagt, fühlte sie sich schon nach einer Woche wieder so gesund, dass sie am liebsten zu ihrer Schwester, die schon entlassen worden war, ins Hotel gezogen wäre.

Da Rosas Körper die Niere ihrer Schwester ohne Abstoßungsreaktion tolerierte und auch Sophia bis auf geringe Schmerzen im Wundgebiet völlig wiederhergestellt war, konnten wir die beiden schon drei Wochen nach der Transplantation nach Hause entlassen.

Das Geld hatte fast gereicht, der Rest wurde, ohne dass Sophia und Rosa davon erfuhren, aus Prof. Pichlmayrs »Feuerwehrfond« beglichen. Der Abschied war erwartungsgemäß tränenreich, wir schärften den beiden noch einmal ein, wie wichtig die regelmäßige Einnahme der Medikamente und die Kontrollen beim Nephrologen in Mexiko wären.

Bis heute scheint jedoch alles gut gegangen zu sein. In den ersten Jahren erhielt ich am Jahrestag der Transplantation noch einen Brief oder eine Postkarte, die die Wand in der Transplantationsambulanz zierten; heute erinnert noch ein

Mobile, das aus winzigen buntbemalten Tonvögelchen zu-sammengesetzt ist, und das sie uns gleich nach der Rückkehr aus Mexiko geschickt hatten, an die beiden Schwestern.

Herz sticht Niere

Eigentlich hätte Herr Herbert K. nun damit beginnen können, sein Leben zu genießen. Er hatte seine Geschäfte oder »Läden«, wie er sie nannte, mit hohem Gewinn und gerade rechtzeitig verkauft. Schon kurze Zeit später lief der Verkauf von Gartengeräten nicht mehr gut, und die große Baumarktkette, die seine vier Märkte übernommen hatte, schrieb Verluste. Alles schien jetzt möglich für den 66-Jährigen – er würde sich sehr anstrengen müssen, um das viele Geld, das er verdient hatte, in den 20 Jahren, die er noch vorhatte zu leben, auszugeben.

Das Triumphgefühl des Erfolges war jedoch schnell aufgezehrt, schon nach wenigen Wochen wollte niemand mehr zuhören, wenn er stolz zu schwadronieren begann, wen er alles über den Tisch gezogen hatte. Einige Bekannte hatten schon lange den Verdacht gehabt, dass er auch sie gelegentlich reingelegt hatte, und gingen ihm aus dem Weg. Selbst zu Hause in seinem Atriumbungalow fand er nur noch selten interessierte Zuhörer. Er wusste nicht so recht, welchen Beschäftigungen seine zweite Frau tagsüber nachging, Tennis und Golf gehörten jedenfalls nicht dazu, in den Klubhäusern der entsprechenden Nobelvereine hatte er sie seit langem nicht mehr getroffen und abends ging sie um fernzusehen früh zu Bett.

Gaby, seine erste Frau, hatte ihm beim Scheidungstermin vor zehn Jahren: »Du herzloses Schwein!« ins Gesicht geschrien, worauf er nur frech gegrinst hatte – unmöglich, sie anzurufen. Seine beiden Kinder aus erster Ehe, Söhne, die inzwischen Mitte zwanzig sein mussten, standen felsenfest auf Gabys Seite, auch zu ihnen hatte er seit Ewigkeiten keinen Kontakt mehr gehabt. Um nicht allein zu Haus zu sitzen, blieb ihm keine Wahl, als seine Besuche im Golf- und im

Tennisklub nun auch auf die Wochentage auszudehnen. Das Problem dabei war, dass es mit dem Tennisspielen nicht mehr weit her war und er Golfspielen zum Kotzen langweilig fand. Eigentlich hockte er den ganzen Tag in den Klubhäusern herum, trank Bier und rauchte Zigarren. Wenn seine wenigen Freunde von ihren Ehefrauen nach Hause zitiert worden waren, wechselte er in den jeweils anderen Klub oder manchmal auch hinüber in die Bar des Hilton Hotels.

Fünf Jahre zogen an K. wie an einem Bewusstlosen vorbei, nur wenn er einmal nüchtern genug war, erkannte er die Inhaltsleere seines Lebens. Besuche in seinen Ferienhäusern an der Algarve und in Kitzbühel brachten eher eine Steigerung des Nikotin- und Alkoholkonsums mit sich. Die laute Heiterkeit der Reisegruppen und das aufdringliche Glück der Familien ließen seine Einsamkeit in diesen Wochen noch unerträglicher werden. Herbert K. war inzwischen 71 Jahre, sein ehemals gut trainierter, 1,85 m großer Körper hatte mächtig Fett um die Hüften und im Bauchbereich angesetzt. Fünf Jahre zuvor, als er seine Läden verkaufte, wog er knapp 100 kg, seither war er vorsichtshalber nicht mehr auf eine Waage gestiegen.

Die späte Wende in Ks Leben kam so überraschend und radikal, wie sie oft nur durch eine gesundheitliche Krise herbeigeführt werden kann. Nach einigen Monaten Pause hatte er wieder einmal eine kurze Runde Tennis gespielt, ein Doppel mit seinem Freund Hauke, gegen dessen Frau und ihre blonde Freundin Elke, eine ehemalige Anästhesistin aus dem nahen Krankenhaus. Herbert und Hauke hatten in der halben Stunde auf dem Platz alles gegeben. Während Hauke aber gemächlich gen Umkleide trottete, hatte Herbert noch nicht genug von der blonden Elke und lud sie ein, mit ihm ein Bier auf der Terrasse des Klubhauses zu trinken.

Kaum hatten sie einen schattigen Platz gefunden, begann ihm unwohl zu werden. Als endlich das große Bier vor ihm stand, von dem er sich Besserung versprochen hatte, kam er nicht mehr dazu, das kalte Glas zu heben: Er spürte ein heftiges Rumpeln in seiner Brust und ohne noch etwas sagen zu können, fasste er sich an den Hals, rutschte gleichzeitig der Länge nach vom Stuhl und blieb auf den grauen Waschbetonplatten auf unnatürliche Weise zusammengekrümmt liegen.

Elke reagierte professionell: Sie stürzte zu ihm, realisierte, dass er aus glasigen Augen bewusstlos und atemlos in den Himmel starrte. An seiner Halsarterie konnte sie keinen Puls mehr tasten. In der Annahme, dass sein Herz entweder stillstand oder ein Kammerflimmern vorlag, ein Zustand, in dem die elektrische Erregung so schnell nacheinander erfolgt, dass sich der Herzmuskel nicht mehr wirkungsvoll zusammenziehen kann, begann sie sofort eine Reanimation. Routiniert drückte sie schnell hintereinander unter Einsatz ihres Körpergewichts, auf das untere Drittel von Herbert Ks Brustbein. Da sie fast 80 kg auf die Waage brachte und eine beträchtliche Kraft in ihrem vom regelmäßigen Tennisspiel trainierten Körper steckte, stellten die Rippen kein wirkliches Hindernis dar – sehr effektiv wurde das Herz zusammengedrückt, so dass wieder Blut durch den Körper strömte. Allerdings hörte sie auch bald ein charakteristisches Knirschen – die unteren Rippen waren gebrochen. Als Reanimations-Profi ließ sie sich davon jedoch nicht irritieren, sondern registrierte es sogar mit einer gewissen Befriedigung, denn nun ließ sich die Herzmassage noch effektiver vornehmen. Schon nach knapp einer Minute, gerade als Elke überlegte, ob sie ihre Lippen auf Herberts schlecht rasierte Mundpartie pressen sollte, um eine Mund-zu-Mund-Beatmung zu beginnen, schnappte Herbert K. heftig nach Luft und seine Augen suchten einen Fixpunkt am blauen Himmel.

Kurz darauf, in der Notaufnahme des Krankenhauses, wohin ihn ein heulender Ambulanzwagen gebracht hatte, war er wieder hellwach und fragte, was der ganze Unsinn solle, klagte lediglich über heftige Schmerzen in der Gegend seiner gebrochenen Rippen. Er war jahrelang nicht bei Ärzten gewesen und es schien ihm, als wollten diese es ihm nun heimzahlen, dass er sie jahrzehntelang nicht ernst genommen hatte.

Trotzdem führte dieser, sein erster, Krankenhausaufenthalt zu einem tiefen Einschnitt, einer eigentlichen Zäsur im Leben von Herbert K.

Die erste Untersuchung, deren Ergebnis er bewusst registrierte, war die Echokardiographie. Eine junge Ärztin hatte eine Viertelstunde lang in einem abgedunkelten Zimmer einen kleinen Plastikgegenstand, der über ein Kabel an einem kompliziert aussehenden Gerät mit großem Farbmonitor angeschlossen war, auf seiner Brust hin- und hergeschoben. Immer wieder drückte sie zwischendurch ein kaltes Gel aus einer Plastikflasche auf seine Brust. Dabei sprach sie kaum ein Wort und schaute sehr ernst, bis sie schließlich den kardiologischen Oberarzt anpiepste, und K. hörte, wie sie am Telefon die Namen der Diagnosen nannte, die ihn die nächsten Monate und Jahre verfolgen sollten: »71-jähriger Mann, Zustand nach kardiopulmonaler Reanimation. Im Echo Aortenklappenstenose Grad 3 und Kardiomyopathie mit einer Ejektionsfraktion unter 30 Prozent. Könnten Sie vorbeischauen und die Befunde bestätigen?« Das tat der Oberarzt und versuchte, bei der Untersuchung das Gesagte für Herbert K. in verständliche Worte zu fassen: »Sie haben einen schweren Herzklappenfehler, die Herzklappe, die als Ventil zwischen dem Herzen und der Aorta, der großen Körperschlagader sitzt, ist verkalkt und öffnet sich nicht richtig. Die Öffnung ist, wenn sie ganz geöffnet ist, nur noch so groß wie ein Nagelkopf. Eine gesunde Herzklappe öffnet sich auf der Fläche einer Briefmarke. Diese Erkrankung besteht sicher schon länger, denn der Herzmuskel hat sich, weil er gegen diese enge Klappe anpumpen musste, schon sehr erschöpft. Er schafft es nicht mehr, genug Blut durch das enge Ventil zu pumpen, das meiste Blut bleibt in der Herzkammer zurück.

Man kann so etwas relativ gut operieren, indem man eine künstliche Herzklappe einbaut. Allerdings müssen wir vorher durch eine Herzkatheteruntersuchung noch einmal alles genau überprüfen, wir müssen auch sicher sein, dass nicht auch noch die Gefahr eines Herzinfarktes besteht – bei einer

Herzkatheteruntersuchung wird zudem gecheckt, ob die Herzkranzgefäße in Ordnung sind!«

Er erklärte ausführlich, wie eine Herzkatheteruntersuchung abläuft, und erzählte, dass der deutsche Professor, der die Methode entwickelt und dafür den Nobelpreis bekommen hatte, sich selbst einen Katheter ins Herz geschoben hatte. Danach schilderte er noch in drastischen Worten, in welchem lebensbedrohlichen Zustand sich der Herzmuskel befand und dass die Lungen »ödematös« waren, also Wasser im Lungengewebe und den Lungenbläschen seine Atmung erschwerte. Beim Verlassen des Zimmers fiel ihm noch ein: »Ach, wir müssen auf Ihre Niere aufpassen, wenn wir Kontrastmittel beim Herzkatheter geben – die arbeitet auch nur noch schlecht!«

Herbert K. blieb wie erschlagen zurück, er hatte zwar alles verstanden, was ihm der Oberarzt gesagt hatte, aber dass es ihn selbst betraf, wurde ihm erst allmählich klar. Er hätte gern jemanden gehabt, mit dem er über seine Krankheit und die nötige Operation hätte sprechen können. Seine Frau, die am Nachmittag mit einer Schachtel Pralinen kam, wollte sich aber auf keine Diskussion über so ein schwieriges Thema einlassen.

Die Nachtschwester bemerkte bei ihrem mitternächtlichen Kontrollgang Tränen in seinen Augen und kam am Ende ihrer Runde noch einmal ins Zimmer. Sie setzte sich neben sein Bett auf einen Stuhl und fragte, ob sie helfen könne. Sie sah eigentlich nicht so aus, wie er sich bislang eine Frau vorgestellt hätte, der er sich anvertrauen könne. Schwester M. war Ende 40, hatte eine untersetzte Figur und ein breites, rotes Gesicht. Auf ihrer Stirn sah man Schweiß – sie hatte gerade einen 100 kg schweren älteren Herrn, der wegen eines Schlaganfalles gelähmt war, auf einen Toilettenstuhl und wieder zurück ins Bett gewuchtet. Aber die Atmosphäre war vertrauenerweckend, der fast volle Mond schien ins Zimmer, das nur mit einer Nachttischlampe beleuchtet war, und ihr breites Lachen war ehrlich. So erzählte Herbert K. der fremden

Person mehr von sich und seinen Problemen, als er irgendjemandem in den letzten zehn Jahren anvertraut hatte. Als draußen nach der Schwester geklingelt wurde, waren nicht mehr als fünf Minuten vergangen, doch er fühlte sich wesentlich besser.

Schwester M. hatte versprochen, über das Internet die Telefonnummern seiner Kinder aus erster Ehe herauszubekommen. Tatsächlich hielt sie ihr Versprechen. Schon am nächsten Nachmittag stießen im Krankenzimmer Ehefrau Ellen und der älteste Sohn des Patienten aufeinander. Es dauerte nicht lange, dann verließ Ellen K. aufgebracht das Zimmer und Herbert K. konnte sich mit seinem Sohn aussprechen. Nach dem Gespräch fühlte sich Herbert K. so, als wäre ein Fenster aufgestoßen worden: Er war Großvater geworden, ohne dass er davon bislang Notiz genommen hatte. Seinen Sohn und dessen Frau schien es ernsthaft zu interessieren, wie es ihm ging, und sie waren bereit, sich um ihn zu kümmern.

Kurz nachdem sein Sohn gegangen war, klingelte das Telefon, und kaum hatte er den Hörer am Ohr, beschimpfte ihn seine Frau, was ihm einfiele, einfach hinter ihrem Rücken Kontakt zu den »geldgierigen« Versagern aus seiner ersten Ehe aufzunehmen. Er habe sie kaum noch wahrgenommen, nachdem sein Sohn gekommen sei, und sie werde sich das nicht gefallen lassen.

In der Nacht träumte K., er sei aus dem Krankenhaus entlassen worden, und sah sich selbst, wie er sich mit kleinen, schlurfenden Schritte der Tür seines Hauses näherte, was nur quälend langsam ging – so groß war seine Luftnot. Sein Gesicht war zu einer gequälten Grimasse verzogen, die schmalen Schultern hoben sich mit jedem Atemzug. Nur das Hausmädchen kam an die Tür, um ihn zu begrüßen. Sie musste ihm unter den Arm greifen und ihn zu einem Lehnstuhl führen, wo er sich leicht nach vorne geneigt allmählich etwas erholte. Die Spitze seiner Nase und seine Lippen hatten einen leichten Blauton angenommen. Neben ihm auf dem Klavier stand eine große Photographie von ihm im Tennisdress und er sah einen kräftigen, gut aussehenden Mann mit einem großen Pokal in den Händen vor dem Tennisklubhaus.

Immer mehr veränderte sich der Traum zu einem Albtraum. Mit aufkommender Panik bemerkte Herbert K., dass sein Körper allmählich durchsichtig wurde, er konnte in ihn hineinsehen. Er erkannte ein großes, durchsichtig schimmerndes Herz, das sich nur langsam und viel zu selten wie eine riesige Qualle zusammenzog. Auf der Oberfläche seines Herzens verliefen die verkalkten Adern und erinnerten ihn an schmale, felsige Höhenzüge; eine graue Narbe zog sich bedrohlich wie ein totenstiller See über die linke Seite. Rechts und links des Herzens erkannte er seine vom Teer der Zigarren geschwärzten Lungen, die wie vollgesogene Schwämme von Wasser trieften. Oben setzten sie sich fort in einer Luftröhre, in der ebenfalls das Wasser stand und brodelte wie in einem Topf mit kochendem Wasser.

Herbert K. erwachte von dem Gefühl zu ersticken und tatsächlich hörte er das Brodeln in seiner Brust und fühlte eine schreckliche Enge, als wenn sein Herz zwischen Schraubzwingen eingeklemmt würde. Mit Mühe konnte er noch den Klingelknopf drücken, um nach der Schwester zu rufen. Minuten der Todesangst folgten, in denen er so angestrengt versuchte zu atmen, dass ihm der Schweiß auf die Stirn trat. Er hörte das Klingeln auf dem Flur, aber er hörte auch das Klappern der Waschschüsseln, die neue Nachtschwester schien erst noch weiter in Ruhe ihre Arbeit beenden zu wollen, bevor sie dem Notruf folgte. Als sie schließlich die Tür öffnete und, ohne den Patienten zunächst anzusehen, den Alarm neben der Tür drückte, war Herbert K. schon bewusstlos.

Die Schwester rief sofort das Reanimationsteam der Intensivstation, das drei Minuten später das Zimmer mit hektischer Betriebsamkeit und Apparaten füllte. Der Notarzt fühlte am Hals noch einen schwachen Puls, erkannte aber sofort das schwere Lungenödem. Zunächst wurde eine Kunststoffmaske, an der ein grüner Ballon befestigt war, auf Mund und Nase gedrückt und durch Drücken des Ballons Luft in die Lungen

gepresst. Sehr schnell gelang es dem Arzt mit Hilfe eines ge-
bogenen Kehlkopfspiegels, einen Schlauch in Ks Luftröhre zu
schieben. Sofort wurde ein Beatmungsgerät angeschlossen
und das Bett schlingernd, ohne Rücksicht auf enge Türen
oder Flurwände von den danebenherlaufenden Pflegern auf
die Intensivstation geschoben.

K. überlebte die nächsten Stunden; einen Tag später, nachdem die Medikamente ihre Wirkung getan hatten, konnte die
künstliche Beatmung beendet und der Schlauch schon wieder aus der Luftröhre gezogen werden. Immer noch wurde
eine Herzkatheteruntersuchung benötigt, um das Ausmaß des
Herzklappenfehlers genau feststellen zu können und die
Herzkranzgefäße zu beurteilen. Herbert K. unterschrieb
noch halb benommen von den Auswirkungen der Bewusstlosigkeit eine kompliziert wirkende Einverständniserklärung
und wurde wieder einen Tag später in der Leistengegend rasiert und in das Katheterlabor geschoben. Er war bei vollem
Bewusstsein, als der nette Oberarzt, den er schon bei der
Echokardiographie kennengelernt und der ihm die Befunde
so plastisch erklärt hatte, den Katheter durch die zuvor be-
täubte Haut stach. Der lange, nur wenige Millimeter dicke
Schlauch wurde über die Leistenarterie und die Bauchschlag-
ader in das Herz geschoben. Auf einem Monitor, der über
seinen Füßen an der Decke hing, konnte K. sehen, wie das
Kontrastmittel wie ein dunkler Strom sein Herz und später
die Herzkranzgefäße füllte. Es wurde ihm schon während der
Untersuchung erklärt, dass der Echokardiographiebefund eines schweren Aortenklappenfehlers zutraf und leider auch
drei Herzkranzgefäße gefährliche Engstellen durch Arteriosklerose aufwiesen. Nach der Untersuchung, die knapp 30 bis
40 Minuten gedauert hatte, wurde Herbert K. auf sein Zimmer zurückgebracht, wo er mit einem Druckverband über
der Punktionsstelle in der Leiste wiederum eine unruhige
Nacht verbrachte.

Der Herzkatheterfilm wird in einer Konferenz mit den
Kardiologen und den Herzchirurgen sowie der Geschichte

des jeweiligen Patienten und den weiteren Befunden mit dem Ziel diskutiert, die bestmögliche Therapie festzulegen. Wie meist in derartigen ärztlichen Konferenzen gibt es Wortführer, Zuhörer und Entscheider, die Rollen sind durch die ärztliche Hierarchie vorgegeben: Sobald die Chefs gemeinsam eine Entscheidung getroffen haben, wird selten Widerspruch laut. Ist nur ein Chefarzt anwesend, wird in der Regel seiner Einschätzung beigepflichtet. Chirurgische Chefs haben darüber hinaus oft ein derart bestimmendes und sicheres Auftreten, dass sie zumindest in den Herzkatheterkonferenzen, an denen ich teilnahm, die ausschlaggebende Stimme hatten. Im Fall von Herbert K., dessen Befund in der Konferenz vorgestellt wurde, war die Entscheidung schnell und relativ einhellig getroffen: Herbert K. sei zu krank, um am Herzen operiert werden zu können, eine Möglichkeit die Aortenklappe auszutauschen, ohne zu operieren, gab es noch nicht. Ein Punktesystem, mit dessen Hilfe alle Befunde zusammengeführt und bewertet werden, zeigte an, dass die Wahrscheinlichkeit, dass K. während oder kurz nach dem Eingriff versterben könnte, über 50 % lag. Angesichts eines so hohen Risikos wird es als unethisch angesehen, eine Operation zu wagen. Ausschlaggebend für das besonders hohe Risiko bei K. war die fortgeschrittene Einschränkung der Nierenfunktion, aber auch die Lungen arbeiteten nach den langen Jahren des Rauchens nicht mehr optimal.

Bei einer starken Herzschwäche führen die gleichen Mechanismen wie bei einer Nierenarterienverengung zu einer folgenschweren Kettenreaktion. In beiden Fällen erreicht zu wenig Blut die empfindlichen Sensoren in den Nieren. Die hierdurch ausgelöste Freisetzung spezieller Hormone aktiviert in den Wänden der feinen Nierenkanäle, die den Urin in das Nierenbecken ableiten, Kanäle und biochemische Pumpen, die wiederum dafür sorgen, dass vermehrt Kochsalz und Wasser zurück in das Blutsystem gelangen. Dieser Mechanismus ist ein rettendes Wunderwerk, wenn es darum geht, den Flüssigkeitsverlust des Körpers bei Spaziergängen in der Wüste zu kompensieren – im Falle einer ernsthaften Herzkrankheit wie einer Aortenklappenstenose oder einer schweren Herzmuskelschwäche führen das zusätzliche Salz und Wasser zu einer weiteren Belastung des Herzens und damit nicht selten zum endgültigen Versagen dieser über lange Lebensjahrzehnte verlässlich arbeitenden Pumpe.

Bei Herbert K. hatte die Kettenreaktion bereits vor der Herzkatheter-Untersuchung eingesetzt, nun war weiteres Unheil durch eine ärztliche Maßnahme ausgelöst worden: Das Röntgenkontrastmittel, das für den Herzkatheter verwendet worden war, hatte die Nieren zusätzlich geschädigt. Als am Tag nach dem Katheter die Ergebnisse der Laboruntersuchungen eintrafen, wurden wir als Nierenfachärzte sofort angerufen. Die Nieren arbeiteten nur noch zu 10 %, das war auf die Dauer zu wenig zum Überleben. Dazu kam die oben beschriebene zusätzliche Wasserbelastung des ohnehin am Limit arbeitenden Herzens. Beim Abhören der Lunge mit dem Stethoskop waren auf beiden Seiten des Brustkorbs feine Rasselgeräusche zu hören. Das Blut, das sich vor dem immer schwächer werdenden Herzen staute, trat über die Wand der Lungen in die Millionen von Lungenbläschen und verhinderte die Aufnahme von Sauerstoff.

In den nächsten Tagen wurde alles versucht, das Herz durch Medikamente zu entlasten. Diuretika – Wasser treibende Medikamente – wurden in wechselnden Zusammensetzungen und Dosierungen erprobt. Alle diese Medikamente haben jedoch auch ungünstige Wirkungen; besonders bei Patienten mit »kardiorenalem Syndrom« wie bei Herbert K., gleicht der »therapeutische Kurs« oft einem Schlingern zwischen Scylla und Charybdis: Die »Felsenriffs«, an denen das Leben des Patienten endgültig zerschellen kann, sind auf der einen Seite das Herz-, auf der anderen das Nierenversagen – die Nieren stellen ihre Arbeit oft vollständig ein. Besonders offensichtlich und belastend für den Patienten sind die Folgen, wenn der »Kapitän«, also der Arzt, der die Therapieentscheidungen fällt, den schwierigen Kurs bei der Verordnung (die richtige Dosis und Zusammensetzung) der wassertreibenden Medikamente – Diuretika – verfehlt. Das eine Extrem ist eine Austrocknung des Körpers, der Patient leidet an höllischem Durst, er kann oft kaum sprechen, weil die Zunge am Gaumen klebt. Dieser Weg führt zwar zu einer deutlichen Entlastung des Herzens, aber auch zum Nierenversagen. Das andere Extrem ist die Überwässerung mit der Konsequenz von Erstickungsanfällen durch ein Lungenödem, wie es Herbert K. schon zweimal erlebt hatte.

Selten ist die jahrzehntelange Erfahrung eines Internisten, der nicht nur sein Spezialgebiet, sondern auch die anderen »Untiefen« und »Felsenriffe«, die die Innere Medizin zu bieten hat, kennt, so vonnöten wie bei der Therapie von Patienten mit gleichzeitiger Herz- und Nierenschwäche. Bei Herrn K. gab es keine Alternative: Die Chirurgen hatten uns das risikoreiche Kommando über das Schiff überlassen, ihr Votum war eindeutig gegen eine Operation ausgefallen.

In dieser für Herbert K. furchtbaren Zeit, in der er all die lebensbedrohlichen gesundheitlichen Katastrophen, die oben beschrieben worden sind, erlitt, erlebte er aber auch sehr Positives. Während sich seine Frau Ellen vollständig zurückgezogen hatte, kümmerten sich seine Kinder und auch seine erste Frau sehr um ihn. Wenige Monate zuvor musste er sich betäuben, um seine Einsamkeit zu ertragen. Jetzt verspürte er den unbedingten Wunsch, weiterzuleben und mit seiner Familie zusammen zu sein. Für mich ist dieser Lebenswille eine zwingende Voraussetzung für eine erfolgreiche Therapie. Ohne den starken Willen des Patienten sind schwierige therapeutische Ansätze oft zum Scheitern verurteilt.

Herbert K. lag mittlerweile schon zwei Wochen auf meiner Station, ohne dass die Medikamente und die vermeintlich große Erfahrung des Arztes eine wesentliche Besserung herbeigeführt hatten. An einem Sonntagvormittag traf ich in Herbert K.s Zimmer seine beiden Söhne an. Auf dem kleinen Tisch stand ein Strauß Sommerblumen und sie hatten Kirschen mitgebracht, die ich kritisch musterte, weil ihr

Kaliumgehalt zusammen mit der Medikamentenwirkung zu Herzrhythmusstörungen führen kann. Mahnende Belehrungen hielt ich jedoch zunächst zurück, weil ich ein wichtiges Thema mit der Familie besprechen musste. Es ging Herbert K. leidlich, die Lippen schimmerten zwar blau und der Mund hörte sich ausgetrocknet an, aber er hatte keine Luftnot. So rückte ich einen Stuhl an sein Bett und begann vorsichtig, ihm und den Söhnen unseren Plan auseinanderzusetzen: »Wir haben, was die Medikamente angeht, unser Pulver verschossen. Sie bemerken ja selbst, dass es nicht vorangeht, wir schaffen es nicht, Sie in einen Zustand zu bringen, so dass Sie entlassen werden können. Leider kann sich die Situation auch jederzeit verschlechtern, wie Sie es ja auch schon erlebt haben. Aus meiner Sicht müssen wir uns etwas Neues überlegen. Dabei ist eine wichtige Grundlage für die Entscheidung, dass man die Nierenfunktion ersetzen kann, das Herz jedoch nicht. Ich sage zu meinen Assistenten immer ›Herz sticht Niere‹. Das bedeutet, dass momentan die Herzkrankheit im Vordergrund steht, die Funktion der Niere ist nicht so entscheidend. Wir sollten eine Dialyse einleiten und damit das viele überschüssige Wasser und Salz aus dem Körper entfernen – nur so kann sich das Herz wieder erholen!« Die Idee stieß erwartungsgemäß auf wenig Begeisterung, obwohl wir schon häufiger über die Gefahr, dass die Nieren versagen könnten und die Dialyse gestartet werden müsste, gesprochen hatten. Aber zu der Zeit war es K. schlecht gegangen, er hatte sich vor Schwäche kaum gegen diesen Gedanken wehren können. Auch der älteste Sohn sah das ähnlich: »Es geht meinem Vater doch momentan ganz gut. Sie werden das sicher irgendwie abwenden können!« Ich setzte den Dreien noch einmal die Zusammenhänge auseinander und skizzierte das Ganze auf der Rückseite des Speiseplans, der gerade zur Hand war. »Ich versichere Ihnen, es gibt keinen anderen Ausweg, nur so kann sich das Herz wieder etwas erholen und die Chirurgen werden nur so den lebensnotwendigen Ersatz der Herzklappe wagen! Ohne Dialyse wird es nicht mehr lang so weiter gehen.« Die Ablehnung blieb in ihren Gesichtern stehen, und so fügte ich einen Satz hinzu, den ich schon kurz darauf bedauerte, weil ich befürchtete, mich zu irren und später daran erinnert zu werden: »Außerdem glaube ich, dass Sie nach einer erfolgreichen Herzoperation wieder ohne die künstliche Niere auskommen werden.« Diese Aussage gab den Ausschlag, Herr K. stimmte der Einleitung der Nierenersatztherapie zu.

Schon zwei Tage später wurde ein Katheter durch die Bauchdecken gelegt, um die Bauchfelldialyse – Peritonealdialyse – vorzubereiten. Die Peritonealdialyse ist ein technisch simples Verfahren, das für Patienten, denen sehr gleichmäßig Flüssigkeit entzogen werden soll, zum Beispiel um das Herz zu entlasten, deutliche Vorteile gegenüber der verbreiteten Hämodialyse oder »Blutwäsche« bietet.

Herbert K. und eine privat bezahlte Krankenschwester lernten in den nächsten Wochen, wie man die Peritonealdialyse sicher durchführt. Als er nach langen Wochen aus dem Krankenhaus entlassen werden konnte, hatte er schon zwei Kilo abgenommen, das heißt, zwei Liter überschüssiges Wasser waren mit Hilfe der Bauchfelldialyse aus seinem Körper entfernt worden.

In den folgenden sechs Monaten änderte sich viel im Leben des ehemaligen Unternehmers. Seine Ehefrau Ellen zog aus, Herbert K. sah erleichtert, wie sie davonfuhr. Seine Kinder besuchten ihn regelmäßig und er war am Wochenende sogar schon bei ihnen gewesen und hatte mit den Enkelkindern gespielt.

Sein Gesundheitszustand stabilisierte sich, die Luftnot hatte sich verflüchtigt und die Gehstrecke, die er, ohne stehen bleiben zu müssen, bewältigen konnte, wurde immer länger. Wenn nur nicht die lästige Bauchfelldialyse gewesen wäre. Der Schlauch ragte wie eine permanente Ermahnung aus seinem Bauch und die Beutelwechsel, die vier Mal täglich gemacht werden mussten, schränkten seinen zunehmenden Freiheitsdrang doch sehr ein.

Immerhin führte er die Behandlung zusammen mit dem Hausmädchen sorgfältig durch. Die Protokolle, die er bei seinen ambulanten Besuchen im Krankenhaus mitbrachte, waren perfekt. Nach einem halben Jahr hatte K. sieben Kilo abgenommen, dabei hatte sein Appetit eher zugenommen ebenso wie seine körperliche Belastbarkeit. Auch die medizinischen Befunde wurden immer besser: Seine Herzleistung, die mit der Hilfe der Echokardiographie kontrolliert wurde, schien sich zu verbessern. Offensichtlich erholte sich der Herzmuskel von der permanenten Überlastung und konnte durch eine effektivere Kontraktion wieder mehr Blut aus der linken Herzkammer pumpen – trotz des Widerstandes, den die zu enge Aortenklappe immer noch bot.

In dieser Zeit überprüften wir den Flüssigkeitsstatus und die Herzfunktion des Patienten alle zwei bis drei Wochen. Genügend Zeit, um Herbert K. kennenzulernen und seine Geschichte zu hören. Er begann schon wieder mit seinen früheren geschäftlichen Erfolgen zu prahlen, hielt aber weiter diszipliniert die Therapievorschläge ein und es war sehr befriedigend zu beobachten, wie seine Lebensgeister allmählich wieder erwachten. Seine Söhne waren glücklich, ihn wieder zu haben, sie vergötterten ihn und erzählten von den gemeinsamen Campingurlauben in ihrer Kindheit und wie liebevoll ihr Vater als junger Mann mit ihnen umgegangen war. Für sie waren die Jahre dazwischen wie mit einem bösen Zauber belegt gewesen, erst jetzt war ihr Vater wieder so, wie sie ihn kannten. Für mich hörte sich das alles zu märchenhaft einfach an, mit dem Zynismus eines älteren Arztes wollte ich nicht glauben, dass sich ein Mensch derart ändern kann, und auch die gesundheitliche Genesung des Patienten beobachtete ich mit hartnäckigem Zweifel.

Tatsächlich glichen K.s schnelle gesundheitliche Fortschritte ein wenig einem Märchen. Schließlich schlug ich ihm vor, sich noch einmal bei einem Herzchirurgen vorzustellen – nur ein Herzklappenersatz und eine Bypassoperation würden ihm langfristig helfen können. Erst mochte er von dieser

Idee gar nichts hören, da es ihm doch gerade wieder einigermaßen gut ginge, seine Söhne überredeten ihn schließlich. Der Termin fand früher statt als gedacht, K. hatte sich dieses Mal eine Klinik für Herzchirurgie in Nordrhein-Westfalen ausgesucht. Die Kollegen dort beeindruckten mich mit ihrer Professionalität. Die vorbereitenden Untersuchungen waren in kurzer Zeit abgeschlossen und Herr K. wurde operiert, ohne dass ich ihn zuvor noch einmal zu Gesicht bekam.

Kurz nach der Operation, noch im Herzzentrum, wurde die Dialysetherapie eingestellt und der Bauchfellkatheter heraus operiert. Tatsächlich hatte sich im Vorfeld durch den unterstützenden Flüssigkeitsentzug mit Hilfe der Bauchfelldialyse das Herz soweit stabilisiert, dass es mit einer neuen Herzklappe und dem Ersatz der verengten Herzkranzgefäße fast normal arbeitete. Die Organe wurden wieder ausreichend durchblutet und die Nieren erholten sich so gut, dass eine Dialyse nicht mehr notwendig war.

Ich sah K. erst drei Monate nach der OP wieder und hätte ihn fast nicht erkannt. Er begrüßte mich zwar mit herzlichen Worten, aber man spürte auch Distanz, offensichtlich erinnerte ich ihn an eine Zeit, die er möglichst vollständig aus seinem Gedächtnis streichen wollte. Sein Auftreten war sehr selbstsicher, fast schon arrogant – als wäre es ihm peinlich, dass ich ihn so schwach gesehen hatte. Ein leichter Alkoholgeruch war deutlich wahrnehmbar, als ich sein Herz abhörte. Verärgert registrierte ich, dass er versuchte, mit der Assistenzärztin zu flirten, bevor er die Tür des Sprechzimmers mit einem etwas zu lauten Knall hinter sich schloss.

Langstreckenlauf

Auf einem alten Schwarz-Weiß-Bild ist Peter K. auf einem etwas wacklig wirkenden Siegerpodest vor dem Hintergrund eines menschenleeren, riesig aussehenden Sportplatzes zu sehen. Alle drei Männer auf dem Podest stecken in zu groß geratenen, dunklen Pluderhosen-Trainingsanzügen mit einem Bundeswehrabzeichen auf der linken Brustseite. Peter K., der kleinste von ihnen, steht auf der obersten Stufe und freut sich über das ganze Gesicht. Als das Photo entsteht, ist er 22 Jahre alt und bereits seit drei Jahren leidenschaftlicher Berufssoldat; die Disziplin und Zähigkeit, die man benötigt, um einen 5000-Meter-Lauf zu gewinnen, halfen ihm auch dabei, einen jahrzehntelangen Kampf mit den Gebrechen seines eigenen Körpers als Sieger durchzustehen.

Wenige Monate nach seinem Sieg bemerkte er, dass er als Verteidiger beim Fußballspielen der Bundeswehrmannschaft den Stürmern nicht mehr folgen konnte, auch wenn sie Bierbäuche hatten und ihr Verein am Ende der Tabelle der dritten Kreisklasse stand. Er kämpfte gegen die Schwäche an, auch die zunehmende morgendliche Übelkeit wollte er nicht ernst nehmen. Als ihm aber einer seiner Kameraden auf der Stube, bei einer Streiterei um das Bettzeug, ins Gesicht sagte: »Du stinkst ja nach Pisse!«, konnte er nicht zurückschlagen – er fühlte plötzlich Ohnmacht in sich aufsteigen und zog sich vorsichtig in sein Etagenbett zurück.

Am nächsten Morgen meldete er sich um sieben Uhr im Sanitätsbereich, den er sonst nur von Impfaktionen kannte. Der Stabsarzt maß als erstes den Blutdruck, der bei 180/100 mmHg lag, dann hörte er ihn ab und drückte seinen Daumen in die geschwollenen Knöchel – wo sich eine tiefe Delle zeigte. Dass der vor ihm sitzende Gefreite aus dem Mund nach

Urin roch, sagte der Stabsarzt nicht laut, notierte es jedoch genau, ebenso wie die auffallende Blässe der Haut und der Mundschleimhaut in der Krankenakte. Es wurde Blut abgenommen und Peter K. durfte am Nachmittagsappell nicht mehr teilnehmen, sondern musste auf seiner Stube bleiben.

Peter K. hat mir das Bild 25 Jahre, nachdem es aufgenommen worden war, gezeigt und dabei in der Ruhe, die ein Krankenhaus in den Abendstunden (fernab der Notaufnahme und der Intensivstationen) bietet, seine Geschichte erzählt. Ich war ihm immer wieder in den zurückliegenden 15 Jahren meines Berufslebens als Nierenarzt begegnet. Inzwischen nannte er mich mit dem Respekt vor höheren »Dienstgraden«, der ihm bei der Armee beigebracht worden war, »Professor«. Dabei blitzte der Schalk in seinen Augen – er erinnerte sich offenbar noch sehr genau an meine unsicheren Anfänge als Assistenzarzt. Peter K. war tatsächlich klein, er reichte mir nur bis zu den Schultern, aber seine Lebendigkeit machte seine Statur und seine körperliche Schwäche vergessen.

Peter K.s Vater war spät aus russischer Gefangenschaft entlassen worden; die Jahre im Lager wie die Zeit bei der Wehrmacht hatten den Mann geprägt und aus dem einst fröhlichen Bergarbeiter einen wortkargen, verschlossenen Menschen gemacht: Widerworte gab es in der Familie nicht, weder von der Mutter, noch vom einzigen Sohn Peter. Nach seiner Rückkehr hatte Johannes K. im kleinen Kohle-Bergwerk des Dorfes als Steiger gearbeitet und Peter behielt ihn mit dem schwarzen, seltsam konturlosen Gesicht und den hellen Augen, wie sie alle Bergleute nach der Arbeit haben, in Erinnerung. Der Junge wuchs die ersten Lebensjahre im Schatten des rostigen Förderturmes und einer riesig erscheinenden, schwarz schimmernden Kohlehalde auf. Feiner Kohlenstaub bedeckte oft das Gras und die Wäsche im kleinen Garten hinter dem dreistöckigen Backsteinhaus, in dem die Familie in einer karg eingerichteten Wohnung lebte. Als er zur Schule ging, schloss die Grube, der Vater wurde Frührentner und starb hustend und schimpfend etwa um die Zeit, als Peter begann, mit dem Fahrrad in die »Mittelschule« der acht Kilometer entfernten Kleinstadt zu fahren. Er war ein fleißiger und guter Schüler. Mit den Jahren heilte die Liebe und Fürsorge seiner Mutter die Wunden, die die harten Erziehungsmethoden seines Vaters hinterlassen hatten. Peter K. war allseits beliebt und wurde zum Wortführer und Organisator im Fußballverein. Er besuchte den Konfirmandenunterricht, und nach der Tanzstunde ging er mit Maria in den Feldern hinter dem Gasthaus spazieren. Mit Maria, die als katholisches Flüchtlingskind in einem der von Schlesiern bewohnten schmalen Häuser in der »Siedlung« wohnte, blieb er auch nach der Tanzstundenzeit zusammen. Als er beschlossen hatte, Berufssoldat bei der Bundeswehr zu werden, und angenommen worden war, verlobte er sich mit der jungen Frau, die froh war, in absehbarer Zeit dem Ghetto der »Siedlung« zu entkommen.

All das zog in Bildern im Halbschlaf an Peter K. vorbei, an jenem frühen Montagmorgen, an dem ihm der Stabsarzt seine Diagnose erklären wollte. Der Gefreite lag in der Kaserne auf der schmalen Matratze des Doppelbettes in dem Sechsbettzimmer und wartete darauf, dass um 5.30 Uhr endlich der Feldwebel durch die Gänge schreien würde. Peter K. ahnte, dass der heutige Tag sein ganzes Leben verändern konnte; die lästige Schwäche hatte in den letzten Tagen weiter zugenommen und sein Herz raste. Wirklich Ruhe hat er auch des Nachts nicht, immer wieder musste er zur Toilette schleichen, um Wasser zu lassen, und wenn er im Schlaf von seinem Kissenstapel unter dem Kopf rutschte, wachte er nach Luft ringend auf. Erst nachdem er eine Weile japsend, wie nach einem 5000-Meter-Lauf auf der Bettkante gesessen hatte, konnte er wieder einschlafen

Der Stabsarzt war gleich nach dem Studium zur Bundeswehr eingezogen worden. Er hatte inzwischen gelernt, wie man junge Männer erkennt, die sich nach einer durchzechten Nacht am Montagmorgen vor dem Dienst drücken wollen. Noch nie hatte er aber einem Patienten, der jünger war als er selbst, mitteilen müssen, dass er eine lebensgefährliche Krankheit habe. Dafür machte er seine Sache gut, als er in wenigen knappen Sätzen, ohne Peter K.s Blick auszuweichen, sagte: »Sie haben eine sehr starke Blutarmut, die wohl mit einer schweren Nierenkrankheit zusammenhängt. Die Giftstoffe, die eine gesunde Niere normalerweise ausscheidet, sind in ihrem Blut stark erhöht. Das zeigt, dass die Nieren nicht mehr richtig arbeiten, und man weiß, dass dann auch nicht genug rote Blutkörperchen gebildet werden. Ihre Muskeln bekommen nicht genug Sauerstoff, weil die wenigen roten Blutkörperchen davon nicht genug in die Muskeln schaffen können! Haben Sie das soweit verstanden?« Peter K. nickte benommen und stellte die Fragen, die alles entscheiden sollten: »Kann man was dagegen machen, werde ich wieder gesund? Kann ich bald wieder Dienst tun?« Der Arzt, dem trotz seiner Jugend schon die Haare dünn wurden, rieb sich mit einer Hand die Stirn und sagte leise: »Das scheint eine sehr schwere Erkrankung zu sein, erst einmal müssen die Kollegen im Bundeswehrkrankenhaus in Hamburg herausbekommen, was mit den Nieren eigentlich los ist. Ich habe schon für heute Mittag dort ein Bett für Sie besorgt, Sie werden gleich mit dem San-Auto hingefahren!«

Zwei Tage später hatte Peter K. zahlreiche Untersuchungen hinter sich gebracht: Röntgenkontrastuntersuchungen der Nieren, Blut- und Urinuntersuchungen, Spiegelungen der Blase. In den Gesichtern der Ärzte zu lesen, war schwierig. War es ein Ausdruck von Resignation und Mitleid, den er dort sah? Eine klare Antwort auf seine immer drängender werdende Frage, wie es weitergehen würde mit ihm, bekam er zunächst nicht.

Am dritten Tag wurde Peter K. in das Sprechzimmer des Oberstabsarztes, ein gutmütig blickender, übergewichtiger Endfünfziger, gerufen. Mit überraschend kräftiger Stimme stieß er sein Urteil hervor: »Ihre Nieren sind kaputt, die müssen schon von Geburt an gestaut gewesen sein. Wir können da nichts mehr machen. Morgen geben wir Ihnen eine

Transfusion, dann geht es Ihnen besser. Aus der Bundeswehr müssen Sie natürlich raus – keine Manöver mehr.« Ein unpassendes Grinsen ging über sein Gesicht. »Sieht insgesamt nicht gut aus. Wir besorgen Ihnen einen Termin im UKE, die machen da seit ein paar Jahren Dialyse, das sind Maschinen, die die Arbeit der Nieren übernehmen. Sonst geht das nicht mehr lange mit Ihnen!« Peter K. schaffte es nicht, weiter zu fragen, er stand taumelnd auf, ihm wurde schwindelig und schwarz vor den Augen. Nur mit Mühe erreichte er die Tür und fragte dann doch noch: »Seit heute früh kann ich kein Wasser mehr lassen. Was soll ich machen?« Der Oberstabsarzt blickte noch einmal auf und sah plötzlich besorgt aus. »Wir schicken Sie am besten gleich in die Uni!« Schon zwei Stunden später fand sich Peter K. in einem Vierbettzimmer eines alten Backsteinbaus auf dem UKE-Gelände wieder und versuchte, einem jungen Arzt in einem taillierten, hoch geknöpften weißen Kittel mit silbernen Knöpfen zuzuhören.

Peter K. war inzwischen so geschwächt, verwirrt und ängstlich, dass er in den folgenden Tagen kaum mitbekam, was mit ihm und um ihn herum geschah. Er hatte Luftnot, seine Beine waren geschwollen, er litt unter einem unerträglichen Hautjucken und einer quälenden Übelkeit. Nach einer Bluttransfusion konnte er immerhin wieder aufstehen, ohne dass ihm schwarz vor Augen wurde.

Aus jenen Tagen ist ihm besonders eine gespenstische Szene im Gedächtnis geblieben: Zwei Tage nach der Aufnahme im UKE sollte eine wichtige Besprechung über seinen »Fall« stattfinden. Er wurde in einen großen, dämmrigen Raum gerufen; an den gelb-grauen Wänden hingen schwere Ölbilder mit ernst blickenden Männern – wahrscheinlich ehemalige berühmte Professoren der Klinik. Man setzte ihn allein an einen ovalen Eichentisch einer beeindruckenden Gruppe von ernst schauenden Ärzten gegenüber. Eigentlich sah er nur die weißen Kittel, deren glitzernde Knöpfe und darüber lauter blasse, müde Gesichter. Gesprochen hatte die meiste Zeit nur der Älteste, der in einem wie ein Panzer wirkenden weißen

Kittel steckte, der mit goldenen Knöpfen bestückt war. Die jüngeren Ärzte äußerten sich nur in respektvollem Ton, wenn sie von dem Älteren, offensichtlich dem Chefarzt, dazu aufgefordert wurden. Hinterher wurde Peter K. klar, dass das Ganze nicht nur wirkte wie ein Tribunal, es war tatsächlich eine Art Gerichtsverfahren, in dem es um Leben und Tod ging. Um sein Leben und seinen Tod. Es wurde entschieden, ob er geeignet für die Dialyse schien.

Die Dialyse war die einzige Methode, um sein Leben zu retten, sein Körper musste mit einer solchen Dialysemaschine von den Giftstoffen, Salzen und dem Wasser, das sich in den Schwellungen seiner Beine und auch in seiner Lunge angesammelt hatte, gereinigt und befreit werden. Dialyseplätze waren zu der Zeit immer noch knapp, alte Menschen und Patienten, die neben der Nierenerkrankung noch weitere schwere Krankheiten hatten, wurden wegen des Mangels an Dialyseeinrichtungen nicht behandelt und starben. In seinem Fall war der Ärzterunde und dem verantwortlichen Chefarzt die Entscheidung allerdings leicht gefallen: Er sollte sofort an die Dialyse, Peter K. durfte weiterleben.

Zunächst wurde in einer Operation ein »Scribner-Shunt« an seinem Unterschenkel angelegt und aus seiner Haut schaute ein etwa 20 cm langer Plastikschlauch. Das eine Ende steckte in einer Pulsader – Arterie –, das andere in einer Vene. Man konnte den Schlauch in der Mitte auseinandernehmen; dort sollte das Blut aus dem Körper herausgepumpt, und nachdem es in einem Filter der Dialysemaschine gereinigt worden war, über die Vene wieder zurückgegeben werden. Genauso geschah es; drei Tage, nachdem er im UKE angekommen war, lag er zusammen mit drei weiteren Patienten in einem schmalen Raum an einer ihm riesig und kompliziert vorkommenden Maschine. Ein langer Schlauch führte von seinem Unterschenkel in die Maschine, dort konnte er drehende Teile (wohl Pumpen) sehen und eine Art Kasten, in den das Blut hineinfloss. Auf der anderen Seite kam das Blut in dem Schlauch wieder heraus und wurde über eine weitere

Pumpe geleitet. Hinter der Pumpe führte der Plastikschlauch dann wieder in seinen Unterschenkel. Das Blut wurde über mehrere Stunden von den giftigen Stoffen und dem Wasser, das seitlich aus dem Dialysekasten über einen Abfluss heraustropfte, befreit. Das ging so den ganzen Tag, fünf Tage hintereinander. Allmählich begann er sich ein wenig besser zu fühlen: Juckreiz und Übelkeit ließen nach, er konnte wieder freier atmen.

Peter K.s Mutter und seine Verlobte Maria kamen zu Besuch nach Hamburg. Es war feucht und grau an dem Nachmittag, als er das erste Mal über seine Krankheit sprach. Bei der Wiedergabe der Informationen, die er von den Ärzten gehört hatte, wurde Peter K. erstmals das Ausmaß seiner Katastrophe klar. Die besorgten, ungläubigen Gesichter der beiden Frauen und die naiven Fragen und Versuche, ihn und sich zu trösten, machten ihn wütend und trieben ihm zugleich die Tränen in die Augen. »... und die haben kein Medikament dagegen?«, »Wie lange musst Du denn die Dialyse noch machen?«, »Und der Schlauch an Deinem Bein soll immer bleiben?«, »Kannst Du denn bald wieder nach Haus kommen und wann lassen sie Dich wieder arbeiten?«, »Ach Ärzte, die übertreiben doch immer, das wird bestimmt wieder!«

Als er allein auf seinem Bett lag und aus dem Fenster in den grauen Nebel starrte, den langsam das Abenddunkeln ablöste, verstand er, dass ihm niemand helfen konnte. Nicht seine Familie, auch seine Vorgesetzten bei der Bundeswehr nicht. Die Ärzte konnten ihm nur ein paar Krücken anbieten, eben die Dialyse, er würde selbst lernen müssen, damit wieder zu gehen, besser gesagt zu humpeln. Und es würde ein lebenslanger Kampf sein, auf den Beinen zu bleiben. Peter K. wischte die Tränen des Selbstmitleids aus seinen Augenwinkeln und wurde wieder zu dem konsequent denkenden und handelnden jungen Mann, der er vor der Diagnose gewesen war: Er prüfte sachlich seine Möglichkeiten; nur kurz dachte er daran, in die Kaserne zu fahren, sich eine Waffe zu besorgen und sich zu erschießen.

Schon bald stand sein Entschluss fest – er würde den Kampf aufnehmen.

Die Ärzte spürten seine veränderte Einstellung am nächsten Morgen sofort: Der Patient stellte deutliche Fragen, und plötzlich hörte er auch unmissverständliche Antworten. Es war nicht sicher, wie lange er mit der Dialyse leben könnte, wie lange der Schlauch an seinem Bein halten würde, er würde immer wieder Bluttransfusion benötigen. Ja, er könne auch nach Hannover verlegt werden, das nur 50 km von seinem Heimatdorf entfernt lag.

Peter K. erzählte später anderen Patienten und den jungen Ärzten, wie es in den Anfangszeiten der Dialyse zuging. Er erläuterte ihnen mit der Überzeugungskraft eines selbst Betroffenen, dass die Dialyse keine Selbstverständlichkeit, sondern eine technische Sensation ist, dass die Nieren überhaupt das einzige Organ sind, dessen Funktion durch eine Maschine ersetzt werden kann. In anschaulichen Bildern erzählte er, wie er in Hannover am neugebauten Oststadtkrankenhaus behandelt worden war. Am Anfang mussten er und die anderen Patienten, die ausgewählt worden waren, noch selbst die zellophanartige Folie – Dialysemembran – die einen Schlauch formt, falten und in einen Rahmen einlegen. Diese dünne Kunststofffolie bildet die Membran, die wie ein Filter funktioniert und die der entscheidende Teil des Dialysegerätes ist. Wenn es auf irgendeine Art zu einer Verunreinigung der Dialysemembran oder auch des Dialysewassers, das auf der dem Blut gegenüberliegenden Seite fließt, kam, litten die Patienten unter Schüttelfrost, Fieber und Blutdruckproblemen. Wenn ihn die Fieberschauer quälten, dachte er an die Menschen, die wie er vor der Auswahlkommission gesessen hatten, die aber zu alt, zu krank oder zu undiszipliert gewirkt hatten, um von den Ärzten zur Dialyse akzeptiert zu werden.

Peter K. übernahm bald selbst das Falten seiner Membran und er bereitete auch das Gerät mit der ihm eigenen Genauigkeit vor. Seitdem hatte es bei ihm keine Verunreinigung und keinen Schüttelfrost mehr gegeben. Schließlich lernte er sogar, seinen »Shunt« selber mit einer dicken Nadel zu punktieren, um einen Zugang zu seinem Blut zu bekommen. Der Plastikschlauch am Unterschenkel war entfernt worden, nachdem man in einer kleinen Operation eine Vene seines Unterarms seitlich an die Pulsader am Handgelenk angenäht hatte. Nachdem einige Wochen lang der Blutdruck der Pulsader die Vene aufgeweitet hatte, konnte der »Shunt« benutzt werden, es war nun möglich, die Vene mit den dicken Dialysenadeln zu punktieren.

Endlich kam er nach Hause, musste aber zur Dialyse regelmäßig nach Hannover fahren. Mit allen Vorbereitungen dauerte die Prozedur mehr als neun Stunden und das drei Mal pro Woche. Die Autofahrt nach Hannover war nicht schneller als in einer Stunde zu schaffen, so dass Peter K. um sechs Uhr in der Früh losfuhr und erst am späten Nachmittag in die elterliche Wohnung zurückkehren konnte.

Er lebte fast nur noch für die Dialyse, trotzdem beschäftigte er sich an seinen »freien« Tagen mit der Zukunft. Peter K. begann ein Fernstudium für Ingenieurswesen und er und Maria heirateten sechs Monate, nachdem er wieder zu Haus war – knapp ein Jahr nach dem nebligen Tag in Hamburg und seinem Entschluss zu kämpfen. Das Paar zog in eine Wohnung in dem Backsteinhaus, in dem auch seine Eltern wohnten, neben der Kohlegrube, die unterdessen dicht gemacht hatte. Nur der rostige Förderturm stand noch an seinem alten Platz.

Peter K. war inzwischen zum Fachmann in Sachen Dialyse avanciert, er war es, der den jungen Schwestern und Ärzten bereitwillig Nachhilfeunterricht gab. Es kamen immer mehr Patienten, Mitte der 80er Jahre musste daher eine ganze Station im Erdgeschoss des Oststadt-Krankenhauses zu einer Dialysestation umgebaut werden.

Die Station hatte große Fenster, die auf einen kleinen Park mit alten Bäumen hinausging, und gelegentlich hörte man die Signalhörner der Frachtschiffe auf dem Mittellandkanal, der gleich hinter den Bäumen verlief. Meist war Peter K.s

Blick, wenn er an seiner Dialysemaschine lag, auf seine Mitpatienten gerichtet. Er beobachtete, wie sich manche nach dem Beginn der Dialysebehandlung sichtbar erholten, so wie es bei ihm gewesen war; er schaute aber auch nicht weg, wenn es Probleme gab: Einige Patienten hatten einfach keine ausreichenden Blutgefäße, um erfolgreich einen Shunt anzulegen, bei anderen war die Blutarmut so schlimm, dass sie fast jede Woche eine Bluttransfusion benötigten. Eine Konserve alle vier Wochen reichte für Peter K. aus, andere Patienten hingegen benötigten wöchentlich eine Transfusion. Er registrierte sehr genau, wenn ein Patient nicht mehr zur Dialyse erschien, sein Bett kurz leer blieb, bis es von einem neuen Patienten belegt wurde. Der »dienstälteste« Patient der Klinik musste nicht nachfragen, um zu wissen, dass sein Bettnachbar verstorben war.

Die Entwicklung medizinischer Fortschritte verlief nach seinem Empfinden viel zu langsam, aber sie erfolgten. Schon bald mussten die Dialysatoren nicht mehr durch die Patienten vor der Dialyse »gebaut« werden. Die Industrie hatte ein Geschäft erkannt und lieferte die Zellophanschläuche seit 1980 bereits komplett vorbereitet und sterilisiert in handlichen Plastikkisten, an die nur noch die verschiedenen Schläuche angeschlossen werden mussten. Diese Fertigdialysatoren arbeiteten effektiver und verträglicher als die selbstangefertigten. Schüttelfrost trat nur noch selten auf und vor allem konnte die Zeit an der Dialyse zunächst auf sieben, dann auf sechs Stunden reduziert werden. Auch die Diätvorschriften wurden etwas lockerer; war es früher ein eisernes Gesetz, nur eine Handvoll Obst pro Tag zu essen – das Kalium in den Früchten konnte lebensgefährliche Herzrhythmusstörungen auslösen – waren die Ärzte nun nicht mehr ganz so streng. Unheimlich blieb die Reaktion auf Kalium trotzdem: zu viel davon, und die Muskeln erschienen wie gelähmt; die elektrischen Befehle, die die Muskeln aktivieren, erzielen keine Wirkung, weil das Kalium die Muskeln lähmt. Ein guter Bekannter von Peter K. musste nach einem Wochenende aus dem Taxi zur

Dialyse getragen werden, weil seine Muskeln nicht gehorchten. Er starb zwei Wochen später an Herzflimmern, nachdem er in der Nacht auf einen Montag wieder an den Kühlschrank geschlichen war und eine ganze Flasche Orangensaft getrunken hatte.

Furchtbar waren auch die Trinkbeschränkungen. Manche Mitpatienten, die anders als er keine eigene Urinausscheidung mehr hatten, durften nur einen Liter pro Tag trinken und glaubten förmlich zu verdursten. Wenn sie sich über das Wochenende nicht an das strenge Trinkverbot hielten, kam es vor, dass sie nach Luft schnappend, mit weißlichem Schaum vor dem Mund und brodelnder Lunge zur Dialyse kamen – nun drohten sie zu ertrinken. Peter K. hatte diese Probleme nicht, er hielt sich konsequent an die Regeln und machte sie zu seinen eigenen. Er ließ sich von den Ärzten erklären, warum etwas für ihn wichtig war, und sofern er den Sinn der Anordnung nachvollziehen konnte, befolgte er sie genau.

Kein Wunder, dass die Nierenärzte am Oststadtkrankenhaus sofort an ihn dachten, als die Dialyseplätze nicht mehr reichten und eine Heimdialysebehandlung angeboten werden sollte. Die Patienten sollten lernen, die Dialysebehandlung zu Haus durchzuführen. Der Haken dabei: Sie mussten selbst nicht nur sehr zuverlässig sein, sondern auch einen Partner haben, der bereit war, die Dialysebehandlung zu lernen. Das Training dauerte in der Regel drei Monate. Während dieser Zeit mussten die Patienten und ihre Partner die Technik so gut beherrschen lernen, wie es eine Dialyseschwester tat. Auch besonders gefährliche Störungen wurden simuliert. Am Ende der Ausbildung wussten sie genau, was zu tun war, wenn der Strom ausfällt, weil jemand aus Übungszwecken während der Dialyse einfach den Stecker aus der Steckdose gezogen hatte.

Sie wussten, wie man den Blutverlust stoppt, wenn ein Blutschlauch platzt, weil ein kleiner Professor aus England, der den Hannoveranern zeigte, wie man ein Dialyse Training durchführt, nichts lieber tat, als überraschend bei laufender

Behandlung einen Blutschlauch durchzuschneiden. Maria und Peter K. waren gute Dialyseschüler und konnten nach einer Rekordtrainingszeit von nur zwei Monaten mit einem Dialysegerät nach Hause entlassen werden. Nun musste Peter nur noch alle vier Wochen ins Krankenhaus, damit überprüft werden konnte, ob alles in Ordnung war.

Die ersten Monate nach der Entlassung lief alles wie am Schnürchen und Peter K. konnte in dieser Zeit sein Fernstudium zu einem erfolgreichen Abschluss bringen. Dann hatte Maria plötzlich Probleme, mit der Dialysenadel die Shuntvene zu punktieren. Im Krankenhaus stellte man fest, dass sich das Gefäß verengt hatte, und ein neuer Shunt etwas näher zur Ellenbeuge gelegt werden musste.

Viel schlimmer aber war, dass sich Maria und Peter immer häufiger bei der Vorbereitung des Dialysegerätes und wenn die Maschine lief, stritten. Maria war dem Druck der Verantwortung nicht gewachsen, sie wollte auch nicht von Peter wie seine Privatkrankenschwester behandelt und schon gar nicht im Bundeswehrtonfall herumkommandiert werden. Maria war damals gerade Anfang zwanzig und allmählich wurde ihr bewusst, dass sie sich ihr Familienleben anders vorgestellt hatte. Als sie dann noch erfuhr, dass Peter durch die Nierenkrankheit unfruchtbar geworden war und sie mit ihm nie würde Kinder haben können, gab es jeden Tag Streitereien. Schließlich trennten die beiden sich.

Peter K. kam wieder nach Hannover zur Dialyse gefahren und wurde von den Schwestern und Ärzten wie von einer Familie begrüßt. Er war jetzt schon seit fast fünf Jahren an der Dialyse und der mit Abstand »dienstälteste« Dialysepatient im Oststadtkrankenhaus. In der Nachbarschaft des Krankenhauses war inzwischen der große Betonbau der neugegründeten Medizinischen Hochschule Hannover fertig gestellt worden. Dort hatte der Chirurg Professor Rudolf Pichlmayr die ersten erfolgreichen Nierentransplantationen vorgenommen. Es lag auf der Hand, ihm den Patienten vorzustellen, um die Möglichkeit einer Transplantation zu prüfen.

Peter K. war ziemlich skeptisch, als er in den späten Nachmittagsstunden nach einer Dialysebehandlung den knappen Kilometer zur MHH gefahren wurde, um dem damals noch jungen, aber schon sehr bekannten Professor vorgestellt zu werden. Er hatte in den letzten Monaten das Gefühl gehabt, derzeit alles im Griff zu haben, es ging ihm ganz gut an der Dialyse, er kam mit seiner Ausbildung voran. Als er den Besprechungsraum betrat, war er sich gar nicht sicher, was er eigentlich wollte.

Die Szene erinnerte ihn sofort an jene in Hamburg im UKE, als es vor fünf Jahren darum gegangen war, ob er überhaupt dialysiert werden sollte. In der MHH war der Besprechungsraum zwar hell, alles sah neu aus und an den Wänden hingen keine Bilder, aber wieder war die Atmosphäre bestimmt von der Phalanx der Ärzte, denen er gegenüber saß. Peter K. nahm die meisten von ihnen nur schemenhaft wahr. Auch jetzt schienen sie nur Staffage zu sein, alles war auf Professor Pichlmayr, einen drahtigen, asketisch wirkenden Mann mit großen, freundlich blickenden Augen, der leicht verspätet auf einem freigehaltenen Stuhl in ihrer Mitte Platz genommen hatte, ausgerichtet.

Der Oberarzt, der die Dialyse am Oststadtkrankenhaus leitete, stellte kurz Peter K.s Krankengeschichte vor. Er betonte die große Disziplin, mit der der Patient die ärztlichen Anweisungen befolgte und dass in den Jahren an der Dialyse keinerlei andere Erkrankungen aufgetreten waren. Pichlmayr, mit kaum bemerkbarem bayrischen Akzent sprechend, hatte nur wenige Fragen und sagte dann, man würde sich jetzt beraten und Peter K. möge bitte draußen warten.

Wie ich Pichlmayr kennengelernt habe, wird er, als er mit seinen chirurgischen Kollegen und den Nephrologen aus der MHH und dem Oststadtkrankenhaus allein war, schnell auf den Punkt gekommen sein: Eine Transplantation bei Peter K. war kompliziert und risikoreich. Die Harnblase, die Harnleiter und die Nierenbecken waren aufgrund einer Blasenstörung riesig erweitert. Dieses Problem bestand schon von

Geburt an, wahrscheinlich waren die winzigen Nieren des Embryos sogar schon im Mutterleib etwas gestaut gewesen. Beim Wasserlassen hatte Peter K. nicht bemerkt, dass sich nie die ganze Harnblase entleerte und immer mehr als ein Liter Urin darin zurückblieb. Eine genaue Ursache dieser Missbildung konnte nicht mehr eruiert werden.

Pichlmayr wusste, dass er nicht einfach eine gesunde »Spenderniere« an diese kranke Harnblase anschließen konnte. Der Operateur hätte zunächst aus einem Stück Darm, der aus dem Dünndarm des Patienten herausgeschnitten wird, eine künstliche Blase schaffen müssen. Diese Behelfs-Blase hätte sich dann zeitlebens über einen Ausgang in der Bauchhaut in einen aufgeklebten Beutel entleert. So eine Operation war bei Nierentransplantierten noch nicht sehr oft gemacht worden und natürlich im Ergebnis für die Patienten sehr unangenehm. Die Ärzte waren sich auch nicht sicher, ob sie K.s eigene Nieren, die immer noch fast einen Liter Urin produzierten, mit den sackartig erweiterten Harnwegen einfach weiter im Körper belassen sollten. Der aufgestaute Urin hätte eine Brutstätte von Bakterien werden können, da die Medikamente zur Abwehr von Abstoßungsreaktionen gegen die neue Niere auch die Abwehr von Bakterien unterdrücken.

Peter K. wurde wieder in den hellen Raum hereingebeten und Pichlmayr stellte in präzisen Worten das Problem dar. Geblendet von dem Licht aus den hohen Fenstern hörte Peter K. zu. Ohne dass er gleich alles verstand, war jedoch die Unsicherheit der Ärzte nicht zu überhören. Man vereinbarte, dass er noch einmal ausführlich mit seinem Dialysearzt reden sollte. Wenn er bereit sei, die Unannehmlichkeiten des künstlichen Blasenausganges und die zusätzlichen Risiken der Transplantation einzugehen, würden ihn die Chirurgen auf die Warteliste für eine Spenderniere setzen.

Schon auf der langen Heimfahrt in das Haus am stillgelegten Kohlebergwerk wurde ihm klar, dass er nicht bereit war, ein solches Risiko einzugehen. Peter K. wusste, wie die Dialyse funktionierte, er kannte die Dialysemaschinen, sie waren zu einem Bestandteil seines Lebens geworden. Ihm war klar, dass er dieser Technik sein Leben verdankte, und er verstand inzwischen mit der Abhängigkeit von den Geräten ganz nüchtern umzugehen. Andere Umstände kamen ebenfalls hinzu: Gerade erst hatte er eine Stellenzusage als Ingenieur bei der Continental erhalten, man war sogar bereit gewesen, ihn zunächst nur stundenweise zu beschäftigen. Nach dem Scheitern seiner Ehe war es ihm gelungen, wieder Kontakt in der Dorfgemeinschaft zu finden. Zwar konnte er noch nicht selber mitspielen, aber man hatte ihn zum Vorsitzenden des Fußballvereins gewählt.

Während er sich seinem Heimatdorf in dem Tempo, das sein alter Ford hergab, näherte, wurde ihm zum ersten Mal in seinem Leben auch bewusst, dass die Grenzen seiner Kraft erreicht waren – ein Scheitern der Nierentransplantation und einen neuen Kampf würde er nicht durchstehen können. Von seinem Entschluss ließ sich Peter K. auch durch lange Gesprächen mit seinen Ärzten nicht abbringen und irgendwann wollte er gar nichts mehr davon hören. Er reagierte in den folgenden Jahren sogar unwirsch und ablehnend, wenn man ihn auf neue technische Möglichkeiten ansprach.

Peter K. nahm in Kauf, dass er durch seine Nierenerkrankung immer noch blutarm und deswegen sehr schnell schlapp war. Sein geliebtes Fußballspiel war ihm praktisch unmöglich, nur wenn er gerade wieder eine Bluttransfusion erhalten hatte, konnte er mit dem Fahrrad zum Vereinslokal im Dorf fahren, für weitere Strecken musste er gleich das Auto nehmen.

Doch Mitte der 80er Jahre bahnte sich eine medizinische Sensation an und Peter K. sollte einer der Ersten in Deutschland sein, der von dieser Entwicklung profitierte: Anfang der 1980er Jahre hatten amerikanische Forscher in einem kleinen kalifornischen Labor Erythropoietin, kurz EPO, entdeckt und sequenziert, d.h. die Reihenfolge der Aminosäuren, aus denen dieses kleine Eiweißmolekül aufgebaut ist, entschlüsselt. Es war seit längerem bekannt gewesen, dass in den Nieren ein Eiweißstoff gebildet wird, der für die Bildung der roten

Blutkörperchen – Erythrozyten – im Knochenmark verantwortlich ist. Wenn bestimmte Zellen in der Niere eine Abnahme der Sauerstoffkonzentration erfahren, wird das Hormon freigesetzt und gelangt über das Blut in das Knochenmark. Dadurch werden mehr Erythrozyten gebildet, die wiederum zusätzlichen Sauerstoff in den ganzen Körper – auch in die Nieren – transportieren können. Dieses empfindliche und erstaunlich zuverlässige Regelsystem ist funktionsunfähig, wenn die Nieren schwer geschädigt und immer weniger EPO-synthetisierende Zellen vorhanden sind. Die Amerikaner hatten nun nicht nur die Zusammensetzung der Aminosäuren, die dieses Eiweißhormon bilden, bestimmt, sondern es sogar geschafft EPO in gezüchteten Hamsterzellen künstlich herzustellen. Letztlich entsprach das im Labor synthetisierte Hormon in der Zusammensetzung vollständig dem menschlichen Hormon.

Prof. Karl Martin Koch, mein damaliger Chef an der MHH, erhielt als einer der Ersten in Deutschland die Möglichkeit, mit diesem viel versprechenden neuen Medikament Dialysepatienten zu behandeln. Das war zugleich auch eine Chance für mich, dem neuen Chef meinen wissenschaftlichen Ehrgeiz zu zeigen.

Karl Koch trommelte seine Mitarbeiter zusammen, und auch aus der letzten Reihe konnte ich seinen Plan verfolgen, welche Untersuchungen an den ersten Dialysepatienten, die in Deutschland das Hormon erhalten sollten, durchgeführt werden mussten. Jeder Mitarbeiter, auch ich als einer der jüngsten Assistenten, bekam eine Aufgabe zugeteilt.

So lernte ich Peter K. kennen, der natürlich einverstanden gewesen war, an den Studien teilzunehmen; er hoffte, dass EPO seine Lebensqualität entscheidend verbessern konnte. Er spürte aber auch eine Form von Verantwortung für seine Mitpatienten, die, wenn er nicht dabei gewesen wäre, der Studienteilnahme wohl auch nicht zugestimmt hätten.

Peter K. war inzwischen 38 Jahre alt und hatte fast acht Jahre Hämodialyse »auf dem Buckel«. Zu jenem Zeitpunkt hatte seine Haut bereits die grau–gelbliche Farbe des chronisch Nierenkranken angenommen; seine Arme waren durch die Narben mehrerer Dutzend Shuntoperationen und die Tausenden von Nadelstichen in die Shunts gezeichnet. Sein schon immer relativ kleiner Körper war noch etwas geschrumpft, weil auch die Knochen der Wirbelsäule an Stabilität verloren hatten, aber sein Gang war kerzengerade und seine kleinen Augen blitzten ironisch, als er mich etwas unbeholfen an den Schrauben und Tasten des blauen Dialysegerätes hantieren sah. Ich hörte seinen ausführlichen Erklärungen der Funktionen der Tasten geduldig zu, denn ich hatte schon gelernt, dass ich nicht selten mehr von Patienten und Pflegekräften lernen konnte als von einigen Oberärzten und Kollegen.

Erythropoietin war tatsächlich eine Wunderdroge, wie sie nur alle paar Jahrzehnte entwickelt wird. Ich konnte zusehen, wie es den Patienten nach wenigen Wochen dramatisch besser ging. In der Zeit vor EPO gab es viele, die zum Teil nur die Hälfte der normalen Menge an roten Blutkörperchen hatten und manchmal kaum die Strecke von ihrem Bett neben dem Dialysegerät bis zur Umkleidekabine gehen konnten. Mit EPO stiegen die Erythrozyten bis fast in den Normalbereich an, die Menschen konnten sich wieder anstrengen, ohne Angst vor Schwindel haben zu müssen. Die Müdigkeit war weg, sie fühlten sich beinahe so kräftig wie vor ihrer Nierenkrankheit.

Nachdem er regelmäßig EPO erhielt, konnte Peter K. wieder viel aktiver am Leben teilnehmen. Er versuchte sogar, Fußball zu spielen, besuchte Theateraufführungen und alle Vereinssitzungen und Festivitäten der Schützen- und Feuerwehrvereine in seinem Heimatort.

Für uns Ärzte wurde er ein Vorzeigepatient und für seine Mitpatienten ein Vorbild. Mit ungeheurem Einsatz übernahm er Verantwortung, gründete eine Interessenvertretung der Dialysepatienten und wurde schließlich sogar deren Vorsitzender auf Bundesebene.

Ich sah Peter K. erst 15 Jahre später wieder, als ich Chefarzt im Oststadtkrankenhaus geworden war. Peter K. hatte mit seiner Krankenkasse einen langen Kampf geführt, um weiterhin in seiner alten Dialyse an diesem Krankenhaus bleiben zu können. Nachdem sich die Dialyse nicht nur zu einer segensreichen Therapie, sondern auch zu einem interessanten »Geschäft« entwickelt hatte, »schossen« Dialysepraxen wie Pilze aus dem Boden. Auch in der Nähe von Peter K.s Dorf hatte eine eröffnet, so dass die Kasse gern die hohen Taxikosten für seine lange Anfahrt gespart hätte. Aber Peter K. hat sich schließlich durchgesetzt und steht weiterhin um 5.30 Uhr auf, um mit dem Taxi zu uns zu kommen.

Peter K. ist nun seit 34 Jahren Dialysepatient, er beobachtet genau, ob wir alles richtig machen an unserem Krankenhaus. Als ich ihm das erste Mal in meiner Rolle als Chefarzt gegenübertrat, sah er mich mit seinen hellen Augen kritisch an. Er hatte seine eigenen Erfahrungen mit Vertretern dieser ärztlichen Karrierestufe gemacht, und Respekt musste ich mir erst einmal verdienen; sicher erinnerte er sich auch noch an meine unsicheren Hände an seinem Dialysegerät vor fünfzehn Jahren.

Jedes Jahr in der Weihnachtszeit organisieren einige Dialyseschwestern einen Adventsabend für unsere Patienten. Viele erfolgreich Transplantierte und Angehörige sind dabei – zuletzt war der Saal immer voller Menschen. Nach Glühwein, Keksen und Weihnachtsliedern werden Reden gehalten. Ich versuche, mich dann bei allen Ärzten und den Schwestern zu bedanken und erinnere an die Patienten, die gerade im Krankenhaus liegen und andere, die im letzten Jahr verstorben sind. Jedes Jahr finde ich es wieder schwer, die richtigen Worte zu finden. Aber dann hält Peter K. seine Rede, sein kleiner magerer Körper steht kerzengerade und er trägt den großen Kopf mit den blitzenden Augen aufrecht. Frei sprechend bedankt er sich, macht ein paar Scherze und sein Optimismus steckt den ganzen Saal an.

Blaue Sterne

Leicht verärgert holt er das Fahrrad aus der Garage, schiebt es zögernd einige Schritte, bevor er sich entschlossen gegen die aufkommende Schwäche wehrt und sich leicht schwankend in den Sattel schwingt. Als er in den vertrauten Feldweg einbiegt, der sich in einem weiten Bogen zwischen Weizenfeldern hinzieht, deren staubiges Gelb von einzelnen roten Klatschmohnblüten geschmückt ist, beruhigt er sich etwas. Es ist ein warmer Frühsommermorgen, Lerchen singen hoch oben am blauen Himmel.

Trotz des friedlichen Morgens kehrt jedoch in seinem Kopf keine dauerhafte Ruhe ein. Er kann sich einfach nicht konzentrieren, er vergisst immer wieder, was eigentlich vorgefallen ist – seine Gedanken treiben wie in einer grauen Wolke orientierungslos hin und her. Immer wieder kriecht Panik in ihm hoch und Ärger über die Lieblosigkeit seiner Frau. Aber, was hat sie eigentlich angestellt?

Als er an diesem Morgen gegen sechs wach geworden war, gab es zunächst nur den wohligen Gedanken an das vor ihm liegende, lange Osterwochenende – eine willkommene Pause vom Schulalltag und den zähen Versuchen, den 18 Berufsschülern bis zur Prüfung im Herbst wenigstens die Grundbegriffe der Mathematik beizubringen.

Er war begeisterter Lehrer, auch nach 25 Berufsjahren noch; die Schüler spürten diese Begeisterung und honorierten sie durch eine allgemein spürbare Achtung, die bei einigen seiner Kollegen Erstaunen und Neid hervorrief. In den letzten Monaten allerdings sehnte er schon am Mittwoch das Wochenende herbei; er wurde schnell müde und musste sich sogar zwingen, die Unterrichtsvorbereitungen nicht zu vernachlässigen.

Jetzt standen vier freie Tage bevor; sicher würde dann auch das lästige Klopfen in seiner Brust, das in letzter Zeit fast jeden Tag gegen Ende des Unterrichtes aufgetreten war, wieder in der Tiefe seines Brustkorbes verschwinden. Er horchte auch an diesem Morgen noch im Liegen in sich hinein und nahm zu seinem Ärger auch diesmal ein unstetes Schlagen seines Herzens wahr: Immer wieder war ein kräftiger Schlag zu spüren, den er bis in den Kopf fühlte. Routiniert unterdrückte er die aufkommende Angst und schwang die Beine aus dem Bett. Ein leichter Schwindel hinderte ihn nicht daran, ins Badezimmer zu gehen. Der Blick in den Spiegel erschreckte ihn allerdings: Ohne genau beschreiben zu können weshalb, beschlich ihn das Gefühl, sich nicht zu erkennen. Auch nach einer kalten Dusche wich die eigenartige Benommenheit nicht; sie begleitete ihn wie ein dicker Nebel bis an den Frühstückstisch.

Seine Frau las bereits Zeitung – er wollte sie mit dem gewohnten »Hast Du süße Träume gehabt?« begrüßen, brachte jedoch kein Wort heraus. Entschlossen setzte er zu sprechen an, brachte aber selbst unter Aufbietung aller Kräfte nur ein stotterndes Grunzen hervor. Seine Frau ließ ihre Zeitung keinen Zentimeter sinken, sie glaubte wohl an einen seiner albernen morgendlichen Witze.

Er konnte nicht fassen, was da gerade geschah. Die kalt aufsteigende Angst mühsam unterdrückend, versuchte er es noch einmal, «Grmpff, mpff!» oder etwas in der Art, war alles, was er hervorbrachte. Prompt stiegen Tränen in seine Augen, der Schweiß trat ihm auf die Stirn; mahnend hörte und fühlte er das heftige Pochen seines Herzens. »Lass doch den Blödsinn!«, knurrte seine Frau jetzt in genervtem Ton – offensichtlich hatte er es mit seinen Scherzen in der Vergangenheit übertrieben; die Zeitung blieb zwischen ihnen.

Zitternd schenkte er sich einen Kaffee ein und schluckte das schwarze Getränk zusammen mit dem Haufen Tabletten und Kapseln, den ihm seine Frau wie immer liebevoll auf den Teller gehäuft hatte. Dann schlich er aus dem Raum, seine

Frau rief ihm ein »Viel Spaß!« hinterher, sie wusste, dass er den schönen Morgen mit einer Fahrradrunde beginnen würde. In der Garage versuchte er erneut erfolglos zu sprechen, doch selbst »Scheiße!« bekam er nicht verständlich über die trockenen Lippen.

Das Fahrradfahren und die frische Luft besserten seinen Zustand nicht wie erhofft. Nicht einmal mit dem Vergehen der Zeit, was doch sonst irgendwann alle Katastrophen mildert, trat Besserung ein.

Heiß steigt die Erkenntnis in ihm auf, dass er ja eigentlich weiß, was mit ihm los ist. Er ist doch gewarnt worden, seine Ärzte haben etwas Ähnliches befürchtet und er hat diese rätselhafte Bewusstseinsstörung, die ihn an diesem Morgen verfolgt, sogar schon einmal ganz ähnlich durchgemacht! Und was damals, vor vielen Jahren, die Ursache gewesen war, ist das Schlimmste gewesen, das er je erlebt hat.

Ich kannte Hermann Mensching zum Zeitpunkt, als er seine Sprache verlor, bereits seit knapp fünf Jahren. Seinen »Fall« hatte ich regelmäßig meinen Studenten und Assistenten vorgestellt, weil ich bei ihm eine Diagnose gestellt hatte, die in anderen Krankenhäusern und selbst in der benachbarten Universitätsklinik nicht erkannt worden war. Lebensgefährliche Komplikationen dieser Erkrankung hatten Herrn Mensching immer wieder in die Krankenhäuser getrieben. Die seltene Erkrankung konnte mit einem einzigen Medikament sehr wirksam behandelt werden. Nachdem ich dieses Medikament verordnet hatte, musste er fünf Jahre lange keine Klinik mehr aufsuchen. Kein Wunder, dass die erfolgreiche Diagnose und Therapie des Herrn Mensching ein wesentlicher Baustein meiner wachsenden beruflichen Eitelkeit geworden war. Ein Baustein, der allerdings deutlich an Tragfähigkeit verlor, als ich von seiner Sprachlosigkeit hörte.

Die Krankengeschichte des Hermann Mensching hatte schon zu einer Zeit begonnen, als ich noch junger Assistenzarzt in der Medizinischen Hochschule Hannover war. Diese Geschichte oder Anamnese, wie wir Ärzte es nennen, war der

Schlüssel zur richtigen Diagnose und Therapie. Die weit zurückliegenden Anfänge seiner Erkrankung hatte Mensching fast völlig aus seinem Gedächtnis verbannt, er schilderte sie mir bei unserer ersten Begegnung in wenigen, dürren Sätzen.

April 1990

Hermann Mensching hatte eigentlich immer einen hohen Blutdruck gehabt – bekannt war es ihm seit der Musterungsuntersuchung, der junge Stabsarzt hatte »Weißkittel-Hypertonie« in der »Gesundheits«-Akte notiert. Erst im April 1990, im Alter von 34 Jahren, war er wegen starker Kopfschmerzen das erste Mal zu einem Hausarzt gegangen, der einen Blutdruck von 200/110 mmHg maß und ihn erst nach einer Ruhepause und mit einem Rezept für ein Blutdruckmedikament aus der Praxis entließ. Doch das Rezept wurde nie eingelöst: Auf dem Nachhauseweg vom Arztbesuch war Hermann Mensching auf dem Fahrrad übel geworden, Schmerzen in der Stirn bohrten sich wie ein Messer in seinen Kopf und er verlor das Bewusstsein.

Mensching erwachte erst wieder in einem Hubschrauber, der ihn in die Universitätsklinik nach Hannover flog. Als der militärisch aussehende Notarzt im Hubschrauber bemerkte, dass der Patient die Augen aufgeschlagen hatte, murmelte er etwas von »Ruhe ist besser für Sie!« und injizierte eine kleine Spritze in die Plastikkanüle, die aus Menschings linkem Unterarm ragte und an der eine Infusionsflasche angeschlossen war.

Als Hermann Mensching wieder wach wurde, tätschelte ihm ein anderer Arzt, der in einer Art grünem Nachthemd steckte, die Wangen. Der Lehrer blinzelte und erkannte verschwommen, dass er im Vorraum eines Operationssaales auf einer schmalen Pritsche lag und neben ihm bereits bedrohlich wirkende Maschinen aufgebaut waren. Der »grüne« Arzt teilte ihm mit neutraler Stimme mit, dass mittels Computertomographie eine Blutung unter seiner Schädeldecke gefunden worden war. Diese Blutung sei Ursache der Kopfschmerzen und müsse schnellstens operativ zum Stillstand gebracht und ausgeräumt werden, bevor sie raumfordernd sein Hirn zerquetschen könne. Derart überzeugend aufgeklärt, unterschrieb Hermann Mensching mit zittriger Schrift die Einverständniserklärung.

Die Operation verlief erfolgreich. Als das Hirn frei lag, zeigte sich, dass die Blutungsquelle schon von selbst versiegt war. Die Ärzte saugten lediglich das alte Blut ab und verschlossen den Schädel wieder. Mensching wurde nach zehn Tagen in eine Rehabilitationseinrichtung verlegt. Im Grunde fühlte er sich bereits wieder völlig gesund und fand sehr schnell Gefallen an den Tanztees in dem malerischen Kurort im Weserbergland. Sein geschorener Schädel schien ihn besonders attraktiv für die Damen des Sanatoriums zu machen.

Täglich versuchte eine geduldige Kur-Ärztin, ihm die Bedeutung der zahlreichen Tabletten, Kapseln und Limos (so nannte er Brausetabletten, die laut Universitätsklinik dreimal am Tag eingenommen werden sollten) zu erklären. Sein Blutdruck war, auch wenn er die Medikamente brav schluckte, nur halbwegs zu zügeln, selbst nach der Entlassung lagen die Werte deutlich über dem viel besprochenen Zielwert von 130 mmHg. Wenn er, was selten vorkam, einmal nicht schummelte bei den Selbstmessungen zu Haus, hörte er das Klopfen im Stethoskop (er hatte gelernt, fachgerecht in seiner Ellenbeuge den Blutdruck dreimal pro Tag zu messen und zu protokollieren) schon, wenn der Druck in der Oberarmmanschette noch bei 170 mmHg oder darüber lag, also viel zu hoch war, und nicht erst im Bereich der Zielwerte.

Oktober 2000

Es folgte ein Jahrzehnt der gesundheitlichen Ruhe, zumindest fühlte sich Hermann Mensching völlig fit. Er hatte eine der Tanztee-Bekanntschaften geheiratet und kümmerte sich nun nicht nur um schwierige Schüler, sondern auch liebevoll um seine Frau, Englisch- und Biologie-Kollegin, und um seine Stieftochter, die unter einer Neigung zu schwerem Übergewicht litt.

Lehrer Mensching war wieder für andere da. Die Narben seiner Schädel-Operation waren verheilt, nur die lästigen Medikamente erinnerten ihn an die schlimme Zeit auf der Neurochirurgie. Seine Frau hatte noch die eine oder andere naturheilkundliche Wunderpille den verordneten Pharmaka hinzugefügt; Mensching nahm brav alles, was ihm verordnet wurde. In den letzten Monaten des 20. Jahrhunderts nahm Hermann Mensching das gelegentliche unregelmäßig verstärkte Pochen in seiner Brust nur noch wie ein fernes Donnergrollen wahr.

Dann kam der kalte Herbsttag, an dem er das erste Mal die später von ihm zynisch-liebevoll »Blaue Sterne« genannten Phänomene zu Gesicht bekam. Morgens hatte er in das blasse Gesicht seiner Stieftochter geblickt, die offensichtlich unter einem schlimmen Schub ihrer Esssucht litt, ohne dass er die Kraft aufbringen konnte, sie nach dem dritten Butterbrötchen zum Maßhalten zu bewegen. Seine Frau hatte sich wegen Migräne krankgemeldet und lag noch im abgedunkelten Schlafzimmer. Niemand ermahnte ihn an diesem Morgen, seine Brausetablette in eine Limo zu verwandeln und er stieg auch ohne seinen Pausen-Apfel einzupacken aufs Fahrrad, mit dem er jeden Morgen die fünf Kilometer zur Arbeit strampelte. Es lag ein langer harter Schultag vor ihm, seine Abschlussklasse bestand aus jungen Männern, die zwar sehr genau wussten, wie man ein Auto »tuned«, aber kein Interesse zeigten, die Physik eines Ottomotors zu begreifen.

In der letzten Schulstunde quälte sich die Zeit besonders langsam voran, mühsam bekämpfte er den Impuls, laut zu fluchen: Offensichtlich war der Schüler an der Tafel völlig unwillig, die richtige Lösung zu finden. Menschings Blick wich ab und er sah Staubwirbel im Sonnenstrahl neben dem Fenster tanzen. Plötzlich spürte er ein unwilliges Klopfen in seiner linken Brust, das sich wie in einem Trommelwirbel steigerte und dann langsam wieder verebbte. Sehr genau konnte er sich später an diesen Moment erinnern. Das Herzklopfen verschwand nicht einfach wie in den letzten Wochen, sondern der Trommelwirbel schwoll wieder an, ihm wurde schwindelig und die Staubkörner, die am Fenster wirbelten, verwandelten sich in Sterne, ganz einmalig aussehende blaue Sterne. Dann wurde die Luft knapp und er sank von seinem Stuhl auf den ungepflegten Boden des Klassenzimmers. Die zuvor so schläfrigen Schüler erwachten zu überraschender Aktivität, sie hatten ihre Lektionen aus den amerikanischen Krankenhausserien und den kürzlich erst abgelegten Notfallkursen für den Führerschein gut gelernt. Sie betteten Mensching kunstgerecht, bearbeiteten seinen Brustkorb mit den Fäusten und einer spurtete ins Lehrerzimmer, um den Notarzt zu rufen.

Mensching erwachte, als er die Stufen vor dem Schulgebäude hinuntergetragen wurde, er registrierte den Transport in das nächstgelegene Krankenhaus bei vollem Bewusstsein. Den Anschluss der Brustelektroden auf der Intensivstation kommentierte er mit Blick auf seine betagten, beatmeten, offensichtlich schwerkranken Nachbarn schon wieder spöttisch: »Sie wollen wohl auch einmal einen gesunden Patienten betreuen!«

Es folgte eine lange Nacht, die er ängstlich, die zuckenden Linien auf den Monitoren beobachtend, schlaflos verbrachte. Auch sein Monitor zeigte einen unregelmäßigen Verlauf der leuchtenden EKG-Linien, bisweilen in einem besorgniserregend schnellen Takt. Der kommende Tag und die folgende Woche waren angefüllt mit Untersuchungen: EKGs, Echokardiographie und Herzkatheter. Das Ganze fand dann quasi gewaltsam durch einen Stromstoß, das archaisch anmutende »Grillen«, ein Ende. »Grillen« ist der Krankenhausbegriff für »Kardioversion«, dabei werden unter einer kurzen Narkose zwei handtellergroße Elektroden an den Brustkorb gedrückt, um durch einen Stromschlag die chaotischen elektrischen Herzströme wieder in einen annähernd normalen Rhythmus zu zwingen.

Mensching konnte danach rasch entlassen werden, erholte sich und unterrichtete bald wieder. Beängstigenderweise kam es immer wieder zu Rückfällen – die »blauen Sterne« verfolgten ihn. Die Häufigkeit der Rhythmusstörungen nahm sogar zu, nahezu täglich überfiel ihn das Klopfen in der Brust, nach einem anstrengenden Unterrichtstag konnte er fast darauf zählen. Er dachte nun von selbst an die regelmäßige Einnahme seiner Medikamente, einschließlich der übel schmeckenden Limo.

November 2004

Als Mensching vier Jahre später, 14 Jahre nach seiner Hirnblutung, das erste Mal mein Sprechzimmer betrat, musterte er seine Umgebung und mich mit einem selbstbewusst kritischen Blick. Sich seinen Arzt als »Privat«-Patient frei wählen zu können, ist ein nicht zu unterschätzender Vorteil: Die Patienten treten ein Stück fordernder und weniger als Bittsteller auf. Mensching wirkte keineswegs besorgt, er schien äußerlich auch nicht krank, scheinbar benötigte er aber dringend speziellen Rat.

Nach der Begrüßung startete er das Gespräch mit einer Bemerkung, die in meinen Ohren einer Provokation gleichkam: »Dieses Krankenhaus hat in der Befragung, die neulich in der Zeitung stand, ziemlich schlecht abgeschnitten! Auf keinen Fall möchte ich hier stationär aufgenommen werden!« Damit hatte er mich an einer empfindlichen Stelle getroffen, am liebsten hätte ich ihn gleich wieder vor die Tür gesetzt. Stattdessen erklärte ich ihm geduldig, dass in unserer spezialisierten Klinik, anders als in den meisten der Konkurrenzhäuser besonders schwerkranke Patienten behandelt werden – Zufriedenheit lässt sich durch ein künstliches Hüftgelenk mit größerer Sicherheit erzielen, als durch die chemotherapeutische Behandlung eines bösartigen Tumors. Dann zeigte ich ihm die genaue Auswertung der Befragung, die bewies, dass es nicht die ärztlichen Leistungen, sondern ausschließlich die Verpflegung und die alten Räumlichkeiten gewesen waren, die die Kritik der Befragten hervorgerufen hatten. Mensching ließ sich von derlei methodischem Schnickschnack, ähnlich wie unser Lokalblatt, nicht beirren, das las ich aus seinem skeptischen Gesicht. Er lächelte jedoch gnädig und begann zu berichten, warum er mich trotz »meines« miserablen Krankenhauses aufgesucht hatte.

Wenige Tage zuvor war er aus einer Klinik, die wegen ihrer von Ordensschwestern streng überwachten Pflege einen ausgezeichneten Ruf genoss, entlassen worden. Dort hatte man ihn in den letzten vier Jahren wiederholt wegen Herzrhythmusstörungen und hohem Blutdruck stationär behandelt; leider nur mit mäßigem Erfolg: Auch zwischen den Aufenthalten war das »Stolpern« seines Herzens nie völlig verschwunden. Seine heimischen Blutdruckprotokolle zeigten regelmäßig Werte über 160 mmHg, trotz der 18 Pillen am Tag, die genau das verhindern sollten. Ins Krankenhaus ging er nur, wenn er, wie er es nannte »Blaue Sterne« vor den Augen sah. Dieses Phänomen war mit einem bedrohlichen Symptom verknüpft: Selbst nach geringen Anstrengungen musste er pausieren, weil er plötzlich keine Luft mehr bekam, gelegentlich war er sogar bewusstlos geworden, während die blauen Sterne sich zu einem wahren Sternenregen vermehrten. Auf Geheiß der behandelnden Ärzte wurde letztlich stets die gleiche Prozedur eingeleitet: Mit mehr oder weniger großer Eile wurde er »gegrillt«, um den beschleunigten und unregelmäßigen Herzschlag in einen langsameren, regelmäßigen Rhythmus zu verwandeln.

Die Ursache für das »Sternesehen« und die Luftnot erklärten die Experten wie folgt: Das Herz ist nichts anderes als eine Pumpe aus Muskeln. Das Funktionieren dieser Muskelpumpe hängt von einem Steuersystem ab, dessen Zentrale in einer winzigen Gewebestruktur im rechten Herzvorhof liegt. Dort strömt das sauerstoffarme, »verbrauchte« Blut aus den Körpervenen in das Herz und wird in die größere rechte Kammer geleitet, die das Blut in die Lunge pumpt, wo es wieder mit frischem Sauerstoff angereichert wird, bevor es in das muskelkräftige linke Herz gelangt. Durch eine Kontraktion des Muskels, der die linke Kammer bildet, wird das frische Blut dann in die Aorta gedrückt. Über die Aorta wird das sauerstoffreiche Blut im ganzen Körper verteilt, der Kreislauf beginnt von vorn.

Die erwähnte Steuerzentrale, der sogenannte »Sinusknoten«, ist der Schrittmacher, von dem aus die Kontraktionen der Muskeln der vier Kammern koordiniert werden. Ein verzweigtes Geäst von Nervenfasern transportiert das Signal fein abgestimmt auf die einzelnen Abschnitte des Herzens. Dieses komplexe Steuersystem ist störanfällig. Narben, Durchblutungsstörungen und Überdehnungen im Bereich des Signalsystems stören die Koordination und Verbreitung der Signale des Sinusknotens ebenso wie ein zu niedriger oder zu hoher Kalium- oder Calciumgehalt des Blutes. Daraus entstehen Rhythmusstörungen des Herzens, die harmlos, aber ebenso auch lebensgefährlich sein können. Bei schweren Störungen des Steuersystems ist der Herzschlag derart unregelmäßig und beschleunigt, dass sich die Herzkammern zwischen den Schlägen nur noch mit geringen Blutmengen füllen können. Das Herz pumpt viel zu wenig Blut in die Aorta und den Kreislauf, der Blutdruck sinkt so stark ab, dass die Organe und vor allem das Gehirn nicht mehr ausreichend mit Sauerstoff versorgt werden. Dies wiederum führt zu Sehstörungen, die Herr Mensching als blaue Sterne erlebte – so erklären sich Schwindel und Bewusstlosigkeit.

Hermann Mensching war, als ich ihn kennenlernte, ein 48-jähriger, mindestens 1,85 m großer, stattlicher Mann. Während er umständlich von seinen Klinikerfahrungen berichtete, studierte ich die lange Liste von Medikamenten, die er einnehmen musste, darunter auch Kaliumbrausetabletten, die er auflöste und dann als »Limo« zu sich nahm. Da kam mir ein Verdacht, welche Diagnose vorliegen könnte, denn auch seine Krankengeschichte passte genau; eine Diagnose, die sowohl die Ursache des hohen Blutdruckes und damit der Hirnblutung sowie die Herzrhythmusstörungen erklären würde. Ein heißes Triumphgefühl durchströmte mich – ich hatte die richtige Ausbildung absolviert und entsprechende Erfahrungen gesammelt, um dem Patienten helfen zu können. Endlich gab es für mich wieder einmal eine »Entschädigung« für die vielen kleinen diagnostischen und therapeutischen Niederlagen, die den Alltag von uns Internisten meist bestimmen.

Ich sah, dass der Kaliumwert im Blut trotz der »Limo«-Tabletten, die sich als Kalium enthaltende Brausetabletten entpuppten, viel zu niedrig war, und fragte schnell, bevor es meine Assistenzärztin, die schon scheinbar wissend nickte, tun konnte: »Herr Mensching, ist bei Ihnen schon einmal die Funktion der Nebennieren überprüft worden?« Nein, Mensching schüttelte den Kopf.

Eine Woche später bestätigt sich meine Verdachtsdiagnose einer Nebennierenüberfunktion, eines Conn-Syndroms; im Blut des Patienten waren deutlich erhöhter Aldosteronwerte – ein Hormon der Nebenniere – gemessen worden und das Rätsel der Erkrankung von Herrn Mensching war gelöst. Seine Nebennieren produzierten unkontrolliert hohe Mengen des Hormons Aldosteron, das die Kochsalz- und die Kaliumausscheidung durch die Nieren reguliert. Bei zu hohen Aldosteronspiegeln verbleibt zu viel Kochsalz im Körper (Kalium wird dagegen in zu hoher Menge ausgeschieden) und ein Bluthochdruck ist die Folge. Die erniedrigten Kaliumspiegel im Blut wiederum verursachen eine Störung des empfindlichen Signalsystems des Herzens – Rhythmusstörungen sind die Konsequenz. Schon als die Hirnblutung in der Hochschulklinik behandelt worden war, lagen Herrn Menschings Kaliumwerte im Blut sehr tief. Kaliumbrausetabletten wurden verordnet, ohne nach der Ursache der niedrigen Kaliumwerte zu forschen. Auch die Kardiologen, die Hermann Mensching wegen seiner Herzrhythmusstörungen mehrfach »grillten«, hatten die Zusammenhänge nicht erkannt.

Mensching musste sich von mir die Bemerkung: »In dem Krankenhaus backen sie dafür die besseren Brötchen!«

anhören, bevor ich ihm auseinandersetzte, wie es weitergehen würde: Durch eine Kernspintomographie musste ausgeschlossen werden, dass ein Tumor in einer Nebenniere für die hohen Aldosteronwerte und ihre Folgen verantwortlich war. Ab sofort verordnete ich ein seit langem bekanntes Medikament, »Aldactone«, einen Gegenspieler des Aldosteron.

Erfreulicherweise zeigte sich kein Tumor, die hohe Aldosteronproduktion entwickelte sich durch eine Vergrößerung der beiden Nebennieren, ohne dass es dafür eine fassbare Ursache gab. Noch erfreulicher war, dass das neu angesetzte Medikament prompt Wirkung zeigte. Die Kaliumwerte lagen schon etwas höher, der Blutdruck besserte sich deutlich und die Rhythmusstörungen »störten« ihn nur noch selten. Patient und Arzt waren sehr zufrieden; die nächsten Kontrollen ergaben eine Stabilisierung der positiven Entwicklung. Ein Teil der Blutdruckmedikamente konnte abgesetzt und die Anzahl der »Limo«-Tabletten reduziert werden. Herr Mensching fühlte sich wie ein anderer Mensch, die permanente Angst, unter der er gelitten hatte, war von ihm genommen.

Einige Wochen später wusste der Patient aber schon wieder etwas Neues zu berichten: Schmerzen und ein heftiges Spannungsgefühl in beiden Brüsten. »Ich komme mir vor wie eine Frau im Wochenbett!«, klagte er, nachdem ich meine tüchtige Assistenzärztin hinaus geschickt hatte, weil ich sein Mitteilungsbedürfnis gespürt hatte, er aber in ihrer Anwesenheit nicht mit der Sprache herausrücken wollte.

Noch wenige Monate zuvor hätte ich meinem Patienten nicht wirklich helfen können – die Beschwerden waren eine bekannte Nebenwirkung des »Aldactone« – das wiederum für ihn lebenswichtig war. Nun gab es aber seit kurzem eine Weiterentwicklung des Medikamentes, die gezielter als das alte (ohne die unangenehmen Nebenwirkungen) ansetzte. Wir besorgten das Medikament über die Internationale Apotheke aus den USA. Die Therapieumstellung verlief sehr erfolgreich, die Brüste schrumpften wieder auf eine akzeptable Größe.

Es vergingen zwei Jahre, Mensching kam immer seltener zu Kontrolluntersuchungen in die Ambulanz. Die Kaliumwerte hatten sich nahezu normalisiert, der Blutdruck war nach seinen Angaben »normal«. Nur wenn ich ihn nach den Herzrhythmusstörungen fragte, blieben seine Aussagen vage. Er berichtete, dass es nur selten, nach anstrengenden beruflichen oder auch privaten Episoden, zum wohlbekannten Klopfen in der Brust käme. Zweimal allerdings war er an einem späten Freitagabend in unserer Notaufnahme aufgetaucht, weil das Herz sich nicht von selbst beruhigte. Die Tricks, die ich ihm gezeigt hatte, wie das Atemanhalten und Pressen wie auf der Toilette (durch diese Maßnahmen wird das »parasympathische Nervensystem« aktiviert, das den Sinusknoten bremsen kann), wirkten leider nur unzuverlässig. Mensching spielte diese Episoden herunter. Zum einen wollte er mich nicht enttäuschen, er wusste sehr genau, wie stolz ich auf die richtige Diagnose war. Vor allem wusste er aber auch, dass ich schwankte, ob er nicht einen Blutverdünner, das sogenannte Marcumar, einnehmen sollte. Ich befürchtete genauso wie die beigezogenen Kollegen eine Embolie. Zwischenzeitliche Herzrhythmusstörungen können zu Blutgerinnseln im Herzen führen; diese wiederum sind mögliche Auslöser von Embolien: Bei einer plötzlichen Veränderung des Herzrhythmus werden sie wie kleine Geschosse aus dem Herzen geschleudert und es ist wie beim Roulette völlig offen, welchen Weg sie nehmen. Es ist möglich, dass sie eine kleine Arterie im Finger, die Arterie, die das Auge versorgt, oder eine Hirnarterie verschließen. Ein solcher Verschluss führt dann zu einem Fehlen der Blut- und Sauerstoffversorgung. Kurz gesagt: Der Patient kann seinen Finger, seinen Arm nicht mehr bewegen, sogar das Augenlicht verlieren oder auch die Lähmung einer ganzen Körperhälfte erleiden.

Wir waren unsicher, welche Gefahren eine Marcumarisierung für Mensching mit sich bringen könnte. Immerhin hatte eine funktionierende Gerinnung des Blutes dafür gesorgt, dass die Hirnblutung von allein zum Stehen gekommen war und er ohne Schäden überlebt hatte. Auch wenn diese Episode lange zurücklag, konnte jederzeit wieder ein vom langjährigen Bluthochdruck zermürbtes Blutgefäß platzen.

August 2009

Als Mensching schließlich von der ihm endlos erscheinenden, frühsommerlichen Fahrradtour in den asphaltierten Weg zu seinem Haus einbiegt, ist ihm klar, warum er seine Sprache verloren hat: Entweder hatte eine neuerliche Blutung oder ein teuflisches Gerinnselgeschoss zielgenau das Sprachzentrum seines Gehirns geschädigt. Er hat keine Kraft mehr, diese Gewissheit zu verdrängen; das Fahrrad lässt er einfach neben der Haustür fallen, hämmert mit den Fäusten gegen das Holz. Als seine Frau die Tür aufreißt, sieht sie an seinem entsetzten Gesicht, dass er nicht spaßt, dass er wirklich nur noch stammeln kann.

Ich weile an diesem Tag an der Nordsee in einem mit Bedacht gewählten Handy-Funkloch. Die Dienst habende Assistenzärztin versteht jedoch sofort, was Frau Mensching am Telefon in den Hörer schreit, und alarmiert einen Notarztwagen, der den Patienten mit Blaulicht in eine neurologische Spezialklinik bringt.

Wegen seiner Vorgeschichte wagt man auch jetzt nicht, die Gerinnung des Blutes akut aufzuheben, um das Gerinnsel aufzulösen – die Gefahr einer erneuten Hirnblutung scheint zu hoch. Mensching wird sorgsam überwacht; schon am nächsten Tag beginnt er unter der Anleitung einer Logopädin die ersten Worte, nach einem weiteren Tag, ganze Sätze zu sprechen.

Hermann Mensching hat sich wieder vollständig von diesem Schlaganfall erholt. Voller Enthusiasmus berichtet er mir bei seinem letzten Besuch von tüchtigen Schülern in seiner aktuellen Klasse und von der langen Fahrradtour mit seiner Frau entlang der Loire vor einigen Wochen. Die beiden haben während der Tour in einer milden Sommernacht dem prächtigen Schloss Chambourg gegenüber gesessen, das, begleitet von Barockmusik, von zahllosen Scheinwerfern kunstvoll beleuchtet worden war. Doch Mensching hatte nur Augen für die glitzernden Sterne am dunkelblauen Himmel über ihm. Nur kurze Sekunden musste er dabei an die blauen Sterne denken, die ihm so viel Angst eingejagt hatten.

Philemon und Baucis

Schon im Wartezimmer der Transplantationsambulanz erregte das ältere Paar Aufsehen. Nicht nur, dass sie sich an der Hand hielten, auch wie eng sie ihre Köpfe zusammensteckten, wenn sie miteinander sprachen und sich dabei in die Augen sahen, führte zu Tuscheleien unter den Schwestern.

Nachdem ich am runden Tisch, der im Besprechungsraum der Transplantationssprechstunde den Eindruck einer Gerichtsstelle verhindern sollte, Platz genommen hatte, rutschte mir die Bemerkung raus: »Wahrscheinlich sind sie jung verheiratet!« Die neben mir sitzenden, beiden jungen Assistenzärzte der Inneren Medizin und der Chirurgie, die hübsche Psychologin, die bei der Frage nach der Möglichkeit eine Verwandtentransplantation stets anwesend war, und die etwas füllige Krankenschwester, die seit Jahren alle organisatorischen Fäden der Ambulanz in der Hand hielt, quittierten den Spruch nur mit einem müden Lächeln.

Bevor die Wartenden in das Sprechzimmer der Transplantationsambulanz gerufen wurden, sahen wir uns die vorliegenden Patientenakten sorgfältig an: In Wahrheit war der Ehemann 78 und die Frau 76 Jahre alt und sie waren seit 56 Jahren verheiratet. Heinrich Schröder war schwer nierenkrank, seit vier Monaten musste er drei Mal pro Woche in ein 15 km von seinem Heimatdorf entfernt liegendes Dialysezentrum fahren. Warum die Nieren nicht mehr ausreichend arbeiteten, verkleinert und von einzelnen Zysten durchsetzt waren, wie der Ultraschallbefund zeigte, ließ sich nicht mehr mit letzter Sicherheit feststellen. Wahrscheinlich hatte der bereits vor Jahrzehnten festgestellte hohe Blutdruck die Wände der Nierengefäße verkalkt und vernarbt, so dass die Filterleistung der Nieren allmählich abgenommen hatte. Die

Tabletten, die ihm gegen den Bluthochdruck verordnet worden waren, hatte er zwischen seinem 40. und 60. Lebensjahr nicht mit der gebührenden Ernsthaftigkeit eingenommen. Erst nachdem er aufgehört hatte zu arbeiten, schaffte es seine Frau, ihn dazu zu bewegen, die Pillen wie verordnet regelmäßig zu schlucken. Ab diesem Zeitpunkt lag der Blutdruck im Mittel bei 150/90 mmHg, was den Hausarzt einigermaßen zufriedenstellte.

In Schröders 72. Lebensjahr diagnostizierte der Hausarzt einen Altersdiabetes. Trotz der nun vorbildlichen Disziplin bei der Medikamententherapie fanden die Ärzte in den folgenden Jahren immer mehr Verkalkungen an den großen Blutgefäßen sowie am Augenhintergrund Verengungen der Blutkapillaren. Es gab sogar kleinere Einblutungen, wie sie für Hochdruckschäden und Diabetes charakteristisch sind. Das Herz war infolge des hohen Widerstandes in den engen Arterien vergrößert, die vermehrte Arbeit hatte die Herzwände deutlich verdickt und die Herzhöhlen aufgeweitet.

Heinrich und Martha Schröder hielten sich immer noch an den Händen, als sie das Sprechzimmer betraten. Beide waren sorgfältig, fast wie zu einem Kirchgang gekleidet, er war etwas übergewichtig und hatte die typische gerötete Gesichtshaut des Hochdruckpatienten, sie war eher klein, schlank und wirkte sehr entschlossen.

Irritiert musste ich an Philemon und Baucis denken, die Hand in Hand einen Hügel besteigen, ihr bisheriges in Trümmern liegendes Leben hinter sich lassend. Irgendwie passte die Assoziation – auch weil wir Ärzte, die über die Transplantation entscheiden sollten, wie kleine Götter den beiden Schröders gegenüber saßen, um unser Urteil zu fällen. Im Gespräch beeindruckte uns die absolute Vertrautheit der beiden und die Liebe der Ehefrau zu ihrem Mann. Nur der fest und überzeugend vorgetragene Wunsch der Ehefrau war es, der uns überhaupt ernsthaft daran denken ließ, eine Lebendspende einer Frau diesen Alters auf einen noch älteren Empfänger in Betracht zu ziehen.

Zunächst veranlassten wir eine genaue Überprüfung des Gesundheitszustandes von Frau Schröder – die Spender dürfen kein erhöhtes allgemeines Risiko haben, bei der Operation Schaden zu nehmen. Wir suchten, mehr oder weniger unbewusst, nach einer Hintertür, durch die wir die Transplantation ablehnen konnten, um den Schröders nicht sagen zu müssen, dass sie uns schlichtweg zu alt schienen.

In den nächsten drei Wochen trafen nach und nach die Untersuchungsergebnisse ein: Frau Schröders Gesundheitszustand war »altersentsprechend«. Das heißt, das Herz konnte nur etwa halb so stark belastet werden, wie das einer 20-Jährigen, die Gefäßwände waren nur halb so elastisch, die Nierenfunktion betrug grob geschätzt 50 Prozent einer jungen Frau.

Immer häufiger stellt sich in diesem Zusammenhang die Frage nach der korrekten Definition: Bedeutet »altersentsprechend« gleich »normal«? Oder sind alte Menschen per definitionem »krank«? Wenn bei einem 70-Jährigen, der wegen einer Lungenentzündung im Krankenhaus liegt, eine Nierenfunktion von 45 ml/min (das heißt pro Minute werden 45 ml Blut durch die Niere filtriert) gemessen wird, dann ist das in diesem Alter keine Seltenheit. Im Arztbrief steht aber unter den Diagnosen »Chronische Nierenerkrankung Stadium 3«, der »altersentsprechende« Nierenwert, wird so zu einer Erkrankung. Nach dem DRG-System, dem Abrechnungssystem für Krankenhäuser, kann durch diese zusätzliche Diagnose sogar mehr Geld für das Krankenhaus erlöst werden. Es gibt viele Beispiele für dieses Definitionsproblem: Ist ein älterer Mensch, der sich subjektiv in seiner Haut »pudelwohl« fühlt, an einer frühen Form von Hautkrebs »erkrankt«, weil die »Altersflecken« auf seiner faltigen Haut unter dem Mikroskop betrachtet, Veränderungen aufweisen, die beim sonnengebräunten 30-Jährigen tatsächlich typisch für eine sogenannte »Präkanzerose« – der Vorstufe von Krebs sind? Muss der Blutdruck eines 80-Jährigen wirklich genauso niedrig liegen wie bei einem sportlichen 20-Jährigen? Muss er den Schwindel beim Aufstehen in Kauf nehmen, weil sein Blutdruck vom Hausarzt mit Medikamenten auf 110/70 mmHg gesenkt wurde, so, wie es in den medizinischen Leitlinien gefordert wird? Die fast philosophisch anmutende Frage, ob Alter gleich Krankheit bedeutet, hat mithin enorme Bedeutung für die »Medizinindustrie« – von der Pharmaindustrie über die Apotheken bis zum Hausarzt.

Zurückkommend auf die Schröders in unserer Transplantationsambulanz war die Antwort auf diese Frage zugleich auch die Antwort auf die Frage, ob eine Nierenspende von Frau Schröder medizinisch akzeptabel schien.

Nachdem alle Untersuchungsergebnisse vorlagen, saß das Paar wieder vor dem Sprechzimmer der Transplantationsambulanz. Die Verantwortung, ob eine Lebendspende durchgeführt werden kann, wird immer auf mehrere Schultern verteilt: Neben den Assistenzärzten sitzen dem Dialysepatienten und dem potentiellen Spender die Oberärzte der Transplantationschirurgie gegenüber, ein Psychologe wird zu Rate gezogen, am Ende muss auch eine Ethikkommission zustimmen. Im Fall des Ehepaares Schröder stand zunächst die medizinische Seite im Vordergrund: Konnten wir Frau Schröder die Nierenentnahme zumuten oder waren die medizinischen Risiken zu groß? Würde Herr Schröder von der Nierentransplantation profitieren oder hätte er an der Dialyse eine vergleichbare Lebensqualität und Lebenserwartung?

Wir berieten uns lange, bevor wir die Schröders hereinriefen. Immer ist ein solches »Urteil« nicht allein von den objektiven Befunden getragen, sondern auch beeinflusst von der Zusammensetzung des Ärztegremiums, von den Erfahrungen, aber auch der Risikofreude der Entscheider. An diesem Dienstagmorgen waren wir mutig gestimmt: Wir informierten die Schröders, die uns wieder durch ihre gegenseitige Zuneigung beeindruckten, zwar ausführlich über die Risiken einer solchen Transplantation, hielten sie jedoch prinzipiell für machbar. Frau Schröder zögerte nicht und fragte sogleich nach dem Operationstermin.

Diese Transplantation verlief von Beginn an nicht problemlos. Die Nierenentnahme bei Frau Schröder verzögerte sich, als sie schon auf dem OP-Tisch lag, weil es nach dem Schnitt durch die Haut und der Eröffnung des Retroperitonealraumes (der Bereich, der hinter dem Bauchraum liegt und der u.a. die Nieren, die Nebennieren und die Harnleiter beherbergt) zu einem Blutdruckabfall kam. Das OP-Team musste warten, bis der Blutdruck nach Flüssigkeitsgabe in die Vene und nach blutdrucksteigernden Medikamenten anstieg und sich die Herzfrequenz wieder verlangsamt hatte. Die weitere Organentnahme machte keine Probleme. Als Frau Schröder nach der Nierenentnahme wach wurde, hatte sie offenbar Schmerzen im Operationsgebiet, lehnte aber Schmerzmittel ab.

Drei Tage später klagte sie über Druckgefühl in der Herzgegend, das EKG zeigte einen unregelmäßigen Puls von 139 Schlägen pro Minute, der mit Medikamenten auf der Intensivstation behandelt werden musste. Ursache für diese Rhythmusstörung war wahrscheinlich eine Lungenembolie – während der Bettruhe hatte sich in den Beinvenen, deren Klappen mit den Jahren nicht mehr ordnungsgemäß funktionierten, eine Thrombose gebildet. Frau Schröder war schon frühzeitig nach ihrer Operation wieder selbstständig ins Nachbarzimmer zu ihrem Mann gestapft, dabei hatte sich ein Teil des Thrombus gelöst und war in die Lunge geschossen.

Bei Herrn Schröder begannen die Schwierigkeiten schon vor der Operation. Der erfahrene Chirurg, ein Oberarzt, der sonst immer die Nierentransplantionen bei lebenden Spendern durchführte, war nicht im Haus, er hatte ein Vorstellungsgespräch für eine Chefarztstelle. Ein älterer Assistenzarzt, der neben dem Medizinstudium Soziologie studiert hatte, aber operativ eher mäßig begabt war, musste einspringen. Üblicherweise zeichnete er sich im Unterschied zu seinem Oberarzt auch im OP-Saal durch eine sorgfältige Wortwahl aus. Die gute Erziehung war ihm jedoch offenbar abhandengekommen, denn als ich durch die Tür in den OP schaute, um zu hören, wie es lief (Sorgen, ob wir die richtige Entscheidung getroffen hatten, machten sich alle Beteiligten) und um ein paar aufmunternde Worte los zu werden, sah ich nicht nur, wie er schwitzte, sondern wie er auch lauthals über die Idioten schimpfte, die dieser Transplantation zugestimmt hatten. Schnell zog ich meinen Kopf zurück. Zwei Stunden später hörte ich, dass er große Schwierigkeiten gehabt hatte, die »altersentprechend« verkalkten Nierengefäße von Frau Schröder, mit den durch den jahrelangen Bluthochdruck und die Folgen der Nierenkrankheit hochgradig sklerosierten, das heißt harten und mit kalkigen Platten ausgekleideten Beckengefäßen ihres Ehemannes zu verbinden. Offensichtlich war es auch kompliziert gewesen, den Harnleiter in die Blase einzupflanzen: Es floss zunächst kein Urin über den Blasenkatheter ab, wie es sonst bei der Transplantation von Spendernieren, die nur sehr kurz außerhalb eines menschlichen Körpers ohne Blutversorgung waren, die Regel ist. 24 Stunden später konnten wir bei einer Ultraschalluntersuchung sehen, warum: Um die Niere und die Blase herum hatte sich ein großer Flüssigkeitssee gebildet. Eine rasch vorgenommene Punktion der Flüssigkeit bestätigte die Befürchtung, dass es sich dabei um Urin handelte. Die Verbindung – Anastomose – zwischen dem Harnleiter der Spenderniere und der Blase des Empfängers war leck, die Anastomosennaht war nicht ausreichend dicht geknüpft gewesen oder hatte sich gelöst. Schröder musste erneut operiert werden.

In den folgenden Wochen kam die Urinproduktion nur sehr zögerlich in Gang – der Patient musste weiter regelmäßig zur Hämodialysetherapie. Zehn Tage nach der Transplantation wurde eine Punktion – Biopsie – der transplantierten Niere vorgenommen, um sicher zu gehen, dass nicht auch noch eine Abstoßungsreaktion des Immunsystems gegen das fremde Gewebe der transplantierten Niere stattfand. Tatsächlich fand sich eine solche Reaktion: Immunzellen des Empfängers hatten das Nierengewebe des Transplantates geradezu überschwemmt, so dass immunsuppressive Medikamente ergänzt und in der Dosierung gesteigert werden musste. Die Annahme, die immer wieder durch die Veröffentlichungen geisterte, das Immunsystem des Menschen sei im Alter weniger aktiv – Transplantatabstoßungen also weniger wahrscheinlich –, hatte sich also auch bei den Schröders als falsch erwiesen. Die Ärzte, die die Entscheidung zur Transplantation der Niere zwischen den beiden alten Eheleuten zu verantworten hatten, also insbesondere auch ich, gerieten langsam in die Kritik, die Kollegen hatte es ja gleich gesagt: »In diesem Alter eine Transplantation zu wagen, ist Unfug und Selbstüberschätzung!«

Nach vier Wochen begann sich das Blatt jedoch zu wenden, Frau Schröder war bereits entlassen und die verbliebene Niere arbeitete ausreichend, ihre Schmerzen in der Narbengegend waren fast vollständig verschwunden und sie kam täglich mit der Straßenbahn, um zu fragen, wann ihr Mann endlich nach Hause käme.

Wenn sie das Zimmer eines frisch Transplantierten betreten, gilt der erste Blick der Ärzte meist nicht dem Patienten; zuerst schaut man unter das Bett auf den Urinbeutel, um zu sehen, wie viel Urin in den letzten 24 Stunden ausgeschieden wurde. Auch bei Herrn Schröder wurde jede kleine Zunahme der Urinausscheidung gefeiert, nach gut drei Wochen waren es über zwei Liter. Auch die Konzentration an Giftstoffen im Urin war inzwischen ausreichend, die Dialyse konnte beendet werden. Sieben Wochen, nachdem die Eheleute in die OPs gerollt worden waren, um die Nierenentnahme bzw. die Transplantation einzuleiten, war es endlich so weit: Herr Schröder durfte nach Hause.

Die Eheleute hatten danach zweieinhalb gute Jahre zusammen. Gemeinsam machten sie eine Kreuzfahrt auf der Donau und verbrachten viel Zeit mit den Enkelkindern. Und jede Minute miteinander. Dann wurde der inzwischen 81-jährige Herr Schröder mit einer schweren Lungenentzündung in die Klinik eingewiesen. Nachdem die Antibiotika keinen Erfolg hatten, das Fieber stieg, die Atemnot zunahm und auch die transplantierte Niere versagte, waren wir uns klar, dass eine Dialyse und eine künstliche Beatmung nicht im Sinne des Patienten war. Herr Schröder starb mit seiner Frau an seiner Seite. Frau Schröder musste nicht grübeln, ob vielleicht die immunsuppressiven Medikamente, die ihr Mann wegen der Transplantation hatte einnehmen müssen, die Entstehung der Lungenentzündung gefördert hatten. Frau Schröder weinte nicht, sie war sich sicher, dass alles seine Ordnung hatte, die Erinnerung an die gewonnenen Jahre, die sie dem Schicksal – und ein wenig auch uns Ärzten – abgetrotzt hatte, erleichterte ihre Trauer.

Ärztlichen Zweifel wie bei der Entscheidung, dem alten Herrn Schröder die Niere seiner Frau zu transplantieren, hängen direkt mit einer grundsätzlichen, nicht eindeutig zu beantwortenden Frage der modernen Medizin zusammen: Wann sollen wir eine nachlassende Funktion der Organe betagter Menschen als Krankheit bezeichnen und nicht mehr als eine normale, »physiologische« Erscheinung im Rahmen des Altersprozesses ansehen? Sie ist so wesentlich, weil sich sofort die Diskussion anschließt, wie weit wir Ärzte mit medizinischen Maßnahmen bei alten Menschen gehen dürfen und wann wir im Sinne der Patienten der Natur ihren Lauf lassen sollten. Nicht zuletzt aufgrund der letztlich guten Erfahrung mit der Transplantation zwischen den Schröders hat Prof. Frei auf europäischer Ebene ein spezielles Programm in Bezug auf die Transplantation von Leichennieren initiiert. Das »old for old«-Programm sieht vor, dass die Nieren besonders alter Verstorbener, wenn sie bzw. die Angehörigen sich einverstanden erklärt hatten, bevorzugt an ältere Dialysepatienten zur Transplantation vergeben werden. Das Leben hunderter älterer Menschen wurde seitdem durch das »old for old«-Programm entscheidend erleichtert.

Sicher ist, dass es in diesem Zusammenhang keine willkürlich festgelegte Altersgrenze – wie beim Rentenalter von 65 – für medizinische Maßnahmen (z.B. einer Nierentransplantation) geben darf. Die Altersgrenze für medizinische

Interventionen wird hoffentlich immer eine sorgfältig zu treffende, individuelle Entscheidung bleiben, die von den Patienten gemeinsam mit verantwortungsbewussten Medizinern zu treffen ist. Der Zweifel, ob bei dem einzelnen, uns anvertrauten Patienten der Zeitpunkt gekommen ist, dem Alter und dem Tod das Feld zu überlassen, gehört untrennbar auch zukünftig zu unserem Beruf.

Dank

Mein Dank gilt meiner Familie und den pflegerischen und ärztlichen Mitarbeitern, die sowohl meine Begeisterung für die Medizin mit allen ihren Nebenwirkungen, als auch meine gelegentlichen Frustrationen über die Rahmenbedingungen des »Medizinmarktes« geduldig ertragen.

Impressum

1. Auflage 2013
© atp Verlag UG, Maria-Hilf-Straße 15, 50677 Köln
www.atp-verlag.de

Konzeption, Gestaltung, Satz
art tempi communications gmbh

Schriften
Bembo St

Titelbild
Micha Neugebauer

ISBN 978-3-943064-05-6

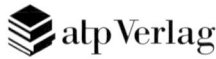 atp Verlag